Eva Marbach

Schüßler-Salben und Cremes

Heilanwendungen, Beauty-Tipps und Rezepte zum Selbermachen

EMV

Schüßler-Salben und Schüßler-Cremes sind eine angenehme Möglichkeit, die Schüßlersalze der Biochemie nach Dr. Schüßler äußerlich anzuwenden.

Mit den Salben kann man Beschwerden der Haut und des Bewegungsapparates direkt vor Ort gezielt behandeln. Aber auch innere Gesundheitsstörungen können durch die äußerliche Behandlung mit Salben günstig beeinflusst werden. Durch die Haut können die potenzierten Mineralsalze der Schüßlersalze vom Körper aufgenommen werden.

In diesem Buch werden die 12 Funktionsmittel und die 15 Ergänzungsmittel und ihre äußerliche Anwendung ausführlich vorgestellt. Zum Selbermachen von Schüßler-Cremes gibt es Schritt-für-Schritt-Anleitungen mit Fotos.

Über 400 Anwendungsgebiete mit Hinweisen zu passenden Schüßlersalben runden das Buch ab.

Webseite zum Buch: www.schuessler-salben-und-cremes.de

Hinweis

Dieses Buch kann nicht den Arzt ersetzen. Suchen Sie bei unklaren oder heftigen Beschwerden unbedingt einen Arzt auf!

Schwere Krankheiten sollten keinesfalls allein mit Schüssler-Salzen behandelt werden. Besprechen Sie die Anwendung von Schüssler-Salzen zur ergänzenden Behandlung mit Ihrem Arzt!

Über die Autorin:

Eva Marbach, Jahrgang 1962, ist seit 19 Jahren Heilpraktikerin.

Im vorliegenden Buch verbindet sie ihre Freude über die Heilkraft der Schüßlersalze mit der Faszination über Cremes und Salben, vor allem selbst angerührten.

Im Internet schreibt und betreut Eva Marbach zahlreiche Webseiten zu Gesundheitsthemen, darunter mehrere Schüßlersalze-Seiten.

Eva Marbach

Schüßler-Salben und Cremes

Heilanwendungen, Beauty-Tipps

und Rezepte zum Selbermachen

Äußerliche Anwendungen der 27 Schüßler-Salze

Eva Marbach Verlag

Bibliografische Information der Deutschen Nationalbibliothek

Die Deutsche Nationalbibliothek verzeichnet diese Publikation in der Deutschen Nationalbibliografie; detaillierte bibliografische Daten sind im Internet über http://dnb.d-nb.de abrufbar.

Originalausgabe

Eva Marbach Verlag, Breisach

www.verlag.eva-marbach.net

Umschlaggestaltung: Eva Marbach

Herstellung: Books on Demand GmbH, Norderstedt

Printed in Germany

ISBN-10: 3-938764-03-1

ISBN-13: 978-3-938764-03-9

Inhaltsverzeichnis

Biochemie nach Dr. Schüßler

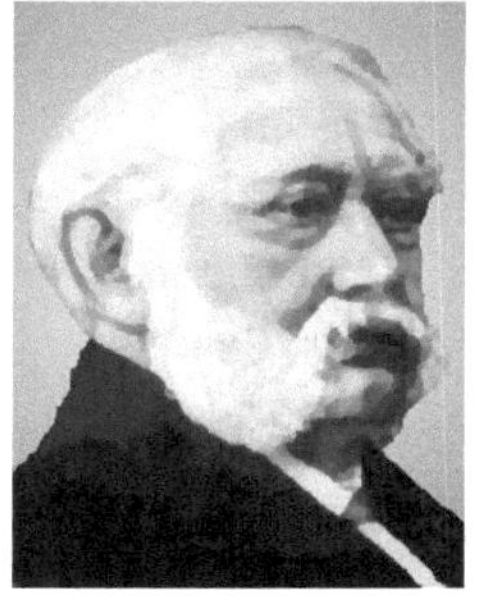

Der Arzt Dr. Schüßler erforschte im 19. Jahrhundert die Ursachen für Erkrankungen.

Dazu untersuchte er besonders den Anteil der einzelnen Körperzellen an der Entstehung von Krankheiten, wobei er von der Erkenntnis Dr. Virchows ausging, dass der Körper sich aus Zellen zusammensetzt, was damals eine neue und bahnbrechende Einsicht war.

Dr. Schüßler kam zu dem Schluss, dass viele Krankheiten durch ein Ungleichgewicht des Mineralhaushalts in den einzelnen Zellen verursacht würden.

Wenn in den Zellen wichtige Mineralstoffe fehlen, funktionieren sie nicht mehr richtig, was dann zur Krankheit führt, war Dr. Schüßlers Folgerung.

Da viele Mineralsalze, in konzentrierter Form eingenommen, nicht den Weg in die einzelnen Zellen finden können, übernahm Dr. Schüßler die Idee der Potenzierung von Substanzen aus der Homöopathie.

In potenzierter Form, also stark verdünnt, könnten die Mineralsalze ihren Weg durch den Verdauungskanal, über den Blutweg bis zu den einzelnen Zellen finden, wo sie durch die Zellwände ins Innere aufgenommen werden könnten.

Dort könnten Sie das gestörte Gleichgewicht regulieren und die Zelle dazu bringen, sich selbstständig eventuell benötigte größere Mineralsalz-Mengen aus dem Blutkreislauf zu holen, bis sie wieder mit allem gut versorgt sind und ihrer Bestimmung gemäß funktionieren können.

Schüßlersalze äußerlich angewendet

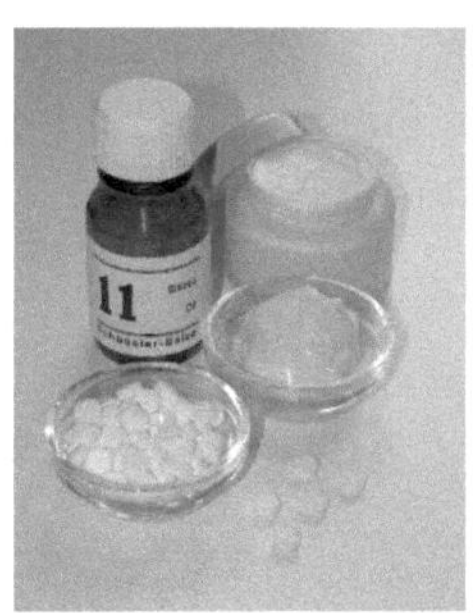

Schüßler-Salben und Schüßler-Cremes sind eine angenehme Möglichkeit, die Schüßlersalze der Biochemie nach Dr. Schüßler äußerlich anzuwenden.

Mit den Salben kann man Beschwerden der Haut und des Bewegungsapparates direkt vor Ort gezielt behandeln.

Aber auch innere Gesundheitsstörungen können

durch die äußerliche Behandlung mit Salben günstig beeinflusst werden. Durch die Haut können die potenzierten Mineralsalze der Schüßlersalze vom Körper aufgenommen werden.

Schüßlersalben gibt es von verschiedenen Herstellern in verschiedenen Zubereitungsformen. Es gibt fetthaltige Salben, leichtere Cremes und Gele zur fettfreien Anwendung. Dadurch ist für jeden Anwendungsbedarf etwas dabei.

Die Salben kann man einfach einreiben oder als Salbenumschlag anwenden, der etwas intensiver wirkt.

Außerdem gibt es etliche andere äußerliche Anwendungsmöglichkeiten für Schüßlersalze und Schüßlersalben.

Schüßlersalben gegen Haut-Erkrankungen

Schüßlersalben zur Behandlung von Hauterkrankungen eignen sich besonders gut für Beschwerden wie Juckreiz, Hautabschürfungen und Hautentzündungen. Auch zur Behandlung von trockenen Ekzemen haben sich Schüßlersalben bewährt.

Da die Schüßler-Salben sehr fettreich sind, ist trockene und alternde Haut sehr dankbar für die regelmäßige Anwendung der Salben. So können Falten und trockene Hautstellen damit eingerieben werden.

Problematisch sind die Schüßlersalben jedoch bei Problemen mit zu fettiger Haut, beispielsweise bei Akne in der Pubertät oder beim seborrhoischen Ekzem. In diesen Fällen sollte man die Salben entweder nur sehr dünn auftragen oder stattdessen eher Schüßler-Cremes anwenden.

Schüßlersalben für den Bewegungsapparat

Die Salben der Schüßlersalze eignen sich auch sehr gut zur Behandlung von Problemen des Bewegungsapparates.

So kann man sie zur ersten Hilfe einsetzen, bei Verstauchungen, Prellungen und Insektenstichen (vor allem Nr. 3 Ferrum Phosphoricum).

Auch zur Behandlung von rheumatischen oder degenerativen Gelenkerkrankungen kann man Schüßlersalben anwenden.

Innere Erkrankungen

Außerdem kann man mithilfe von Schüßlersalben die Wirkung von Schüßlersalz-Tabletten auch bei inneren Erkrankungen unterstützen. So kann man beispielsweise den Bauch einreiben, wenn man unter Bauchkrämpfen leidet.

Das wäre eine Anwendung, die örtlich in der Nähe des Krankheitsgeschehens aufgetragen wird.

Zur Stärkung der Abwehrkräfte und für andere innere Anwendungsgebiete kann man Bereiche mit dünnen Hautschichten mit der Salbe einreiben, damit die Salbe möglichst schnell einziehen kann. Die Schüßlersalze werden dann durch die Haut in den Blutkreislauf aufgenommen und können besonders gut wirken.

Das sind äußere Anwendungen für innerliche Aufgaben, die unabhängig vom Ort des Krankheitsgeschehens aufgetragen werden.

Potenzen

Die Schüßlersalze werden meistens in den sogenannten Potenzen D6 und D12 angeboten, manchmal auch in D3. Salben im Handel werden meistens in der Potenz D4 hergestellt.

Doch was hat es mit diesen Potenzen auf sich?

Dass die Potenzen etwas mit Verdünnung zu tun haben, ist vielen Menschen heutzutage bekannt. Aber die Verwirrung wird groß, wenn die Sprache darauf kommt, dass die Mittel stärker sein sollen, je stärker sie verdünnt sind.

Homöopathische Potenzierung

Ihren Ursprung haben die Verdünnungs-Potenzen in der Homöopathie.

Die homöopathischen Potenzen werden nicht einfach so verdünnt, sondern die Verdünnung erfolgt schrittweise.

Auf ein Teil Ausgangssubstanz (Wirkstoff) werden je Verdünnungsstufe (Potenz) 10 oder 100 Teile Verdünnungsmittel genommen, beispielsweise Wasser, Ethanol oder Milchzucker.

Der Ausgangssubstanz und das Verdünnungsmittel werden dann ausgiebig geschüttelt oder miteinander verrieben. In der nächsten Potenzstufe wird der Verdünnungsschritt wiederholt und wieder und wieder.

Wenn die Verdünnung bei jedem Schritt ums Zehnfache erfolgt, benennt man solche Potenzen vorne mit einem "D". Die Zahl dahinter gibt an, wie oft verdünnt wurde.

Bei der Potenz D6 wurde 6 Mal um das Zehnfache verdünnt. Auf 1 Gramm Ausgangssubstanz kommt also 1 Tonne Verdünnungsmittel (z.B. Milchzucker).

In der Homöopathie wird davon ausgegangen, dass ein Arzneimittel umso wirkungsvoller ist, je stärker es potenziert (verdünnt) wurde. Diese Sichtweise ist nicht naturwissenschaftlich fundiert, sondern es handelt sich um eine feinstoffliche Sichtweise.

Potenzen bei Schüßlersalzen

Da sich die Schüßlersalze aus der Homöopathie entwickelt haben, ist es verständlich, dass die Arzneimittel auch bei den Schüßlersalzen homöopathisch potenziert werden.

Die Begründung für die Verwendung der potenzierten Substanzen ist bei Dr. Schüßler jedoch eine andere als in der Homöopathie.

Um das Konzept Dr. Schüßlers verstehen zu können, sollte man wissen, dass Dr. Schüßler auf der Basis der damaligen wissenschaftlichen Erkenntnisse arbeitete. Seine Theorie fußt also auf einem naturwissenschaftlich orientierten Ansatz der damaligen Zeit.

Es ging ihm bei der Entwicklung seiner Biochemie nicht um ein esoterisches Konzept, sondern um eine Heilmethode, die modern und wissenschaftlich begründet ist.

Inzwischen ist die Naturwissenschaft natürlich viel weiter als damals, und daher haben sich einige Vorstellungen von Dr. Schüßler als nicht wissenschaftlich haltbar erwiesen. Das tut der Wirksamkeit seiner Heilmethode jedoch keinen Abbruch. Nur die Erklärung, warum die Schüßlersalze helfen, muss heutzutage neu gefunden werden.

Eine wesentliche Grundannahme für das Schüßlersalz-Konzept ist das Wissen, dass Mineralsalze auf ihrem Weg durch den Verdauungskanal chemisch meistens stark verändert werden. In dieser veränderten Form können sie vom Körper oft nicht in ausreichender Menge aufgenommen werden.

Dadurch kann es, soweit die Theorie, trotz ausreichender Mineralsalz-Versorgung durch die Nahrung zu Mineralstoff-Mangel in den einzelnen Körper-Zellen kommen.

Wie schafft man es also, dass die Mineralsalze die Körperzellen erreichen?

Schüßlers Vorstellung war, dass man die Mineralsalze durch Potenzierung soweit aufschlüsseln kann, dass jedes einzelne Molekül der Mineralsalze allein für sich ist und vollständig vom Verdünnungsmittel umgeben ist.

Dadurch soll es möglich sein, dass die Mineralsalze von den Epithelzellen der Mundschleimhaut aufgenommen werden, um von dort aus direkt über den Blutkreislauf zu den Körperzellen zu gelangen.

Heutzutage weiß man, dass es nicht möglich ist, die Salze bis auf Molekülgröße hinunter aufzuspalten. Dennoch werden die Schüßlersalze von der Mundschleimhaut aufgenommen und an den Blutkreislauf abgegeben. Es ist dazu gar nicht nötig, dass die Mineralsalze als einzelne Moleküle vorliegen. Es reicht, dass sie in winzig kleine Portionen aufgespalten worden sind.

Regelpotenzen der Schüßler-Salze

Die Schüßlersalze werden üblicherweise in niedrigen Potenzen der D-Reihe eingesetzt.

Die gängigen Potenzen der Schüßlersalze sind: D3, D6 und D12.

Dr. Schüßler selbst setzte bevorzugt die Potenz D6 ein.

Manchmal liest man, dass Dr. Schüßler davon ausging, dass man bei wasserlöslichen Ausgangssubstanzen immer mindestens die Potenz D6 einsetzen sollte.

Bei Substanzen, die nicht wasserlöslich sind, sollte man die Potenz D12 einsetzen.

Daraus entwickelten sich die gängigen Regelpotenzen. Die Regelpotenzen sind die typischen Potenzen, in denen die Schüßlersalze meistens angeboten werden.

Bei den Regelpotenzen handelt es sich um folgende:

Nr. 1. Calcium Fluoratum	D12

Nr. 2. Calcium Phosphoricum	D6
Nr. 3. Ferrum Phosphoricum	D12
Nr. 4. Kalium Chloratum	D6
Nr. 5. Kalium Phosphoricum	D6
Nr. 6. Kalium Sulfuricum	D6
Nr. 7. Magnesium Phosphoricum	D6
Nr. 8. Natrium Chloratum	D6
Nr. 9. Natrium Phosphoricum	D6
Nr. 10. Natrium Sulfuricum	D6
Nr. 11. Silicea	D12
Nr. 12. Calcium Sulfuricum	D6

Anderen Quellen zufolge bezieht Dr. Schüßler jedoch auch niedrigere Potenzen mit ein.

In seinem Hauptwerk schreibt er:

„Alle in Wasser unlöslichen Stoffe müssen bis mindestens auf die sechste Stufe der decimalen Verdünnungs-Skala gebracht werden; die in Wasser löslichen können auch in niedrigeren Verdünnungen durch die erwähnten Epithelzellen treten. „

D12

Die Potenz D12 wird, wie oben bereits erwähnt, als Regelpotenz bei Mineralsalzen angewendet, die nicht in Wasser löslich sind.

Das sind bei den Funktionsmitteln die Salze Nr. 1, Nr. 3 und Nr. 11.

Bei chronischen Krankheiten und Erkrankungen der Psyche ist die Potenz D12 besonders gut geeignet.

D6

Die Potenz D6 ist Dr. Schüßlers meistgenutzte Potenz. Sie ist die Regelpotenz für 9 der 12 Funktionsmittel. Bei ihnen handelt es sich um wasserlösliche Salze.

In Hinblick auf die zu behandelnden Krankheiten gilt:

Bei akuten Krankheiten ist die Potenz D6 besonders gut geeignet.

D4

Die Potenz D4 wird meistens für käufliche Schüßler-Salben verwendet.

Diese niedrige Potenz hat sich für die äußerliche Behandlung bewährt.

Zudem muss man berücksichtigen, dass die Schüßlersalze innerhalb der Salbenzubereitung nur einen Teil der Zutaten darstellen. Daher ist die endgültige Salbe dann stärker verdünnt als der Potenz D4 entspricht.

D3

Die Potenz D3 gehört zwar nicht zu den Regelpotenzen der Schüßlersalze, aber aus verschiedenen Gründen wird sie dennoch gerne angewendet.

Bei der Potenz D3 sollte man berücksichtigen, dass sie relativ stofflich ist, d.h. 1 Gramm Mineralsalz ist bereits in 1 Kilogramm D3 Schüßlersalzen enthalten.

Folgende Gründe und Anlässe sprechen für Einsatz der Schüßlersalze in der Potenz D3:

Äußerliche Anwendungen allgemein

Für äußerliche Anwendungen wird relativ gerne die Potenz D3 eingesetzt.

Durch die Art der Anwendung, z.B. als Bad, Wickel oder Waschung erfahren die Schüßlersalze eine zusätzliche Verdünnung, die durch die Verwendung der Potenz D3 etwas ausgeglichen wird.

Vollbad

Bei einem Vollbad braucht man jede Menge Schüßler-Salze. Bei Verwendung der Potenz D3 kann die Menge der benötigten Tabletten erheblich verringert werden In D3 reichen schon 1 bis 10 Tabletten für ein Vollbad.

Cremes selbst zubereiten

Wenn man Cremes selbst zubereitet, erreicht man in etwa die salbentypische Potenz D4, wenn man Schüßlersalz-Tabletten der Potenz D3 verwendet.

Salben, Cremes und Gels

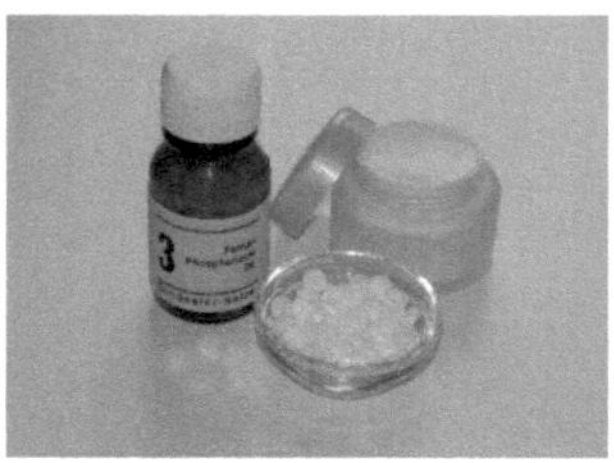

Schüßlersalze für die äußerliche Anwendung werden als Salben, Cremes, Creme-Gele und Gels angeboten.

All diese Arten der Zubereitung haben unterschiedliche Eigenschaften und können daher auch für unterschiedliche Zwecke eingesetzt werden.

Salben

Schüßler-Salben bestehen vorwiegend aus fettigen oder fettlöslichen Bestandteilen. Die Schüßlersalze werden meistens in der Potenz D4 in die Salben eingearbeitet.

Schüßlersalben werden von den Schüßlersalzen Nr. 1 bis Nr. 12 hergestellt, also von den Funktionsmitteln. Manche Hersteller bieten nur die ersten elf Salze als Salben an.

Mit den fetten Schüßler-Salben kann man Hauterkrankungen und Probleme des Bewegungsapparates behandeln.

Für folgende Anwendungsgebiete eignen sich die Schüßler-Salben besonders gut:

- Nr. 1. Calcium Fluoratum: Stärkung der Abwehrkräfte
- Nr. 2. Calcium Phosphoricum: Ekzeme, Neurodermitis
- Nr. 3. Ferrum Phosphoricum: Erste Hilfe, Verletzungen
- Nr. 4. Kalium Chloratum: Hautausschläge, Krampfadern
- Nr. 5. Kalium Phosphoricum: Schlecht heilende Wunden
- Nr. 6. Kalium Sulfuricum: Ekzeme, Muskelschmerzen
- Nr. 7. Magnesium Phosphoricum: Juckreiz, Verkrampfungen
- Nr. 8. Natrium Chloratum: Hautausschläge, Insektenstiche
- Nr. 9. Natrium Phosphoricum: Cellulite, Neurodermitis
- Nr. 10. Natrium Sulfuricum: Geschwollene Füße und Hände
- Nr. 11. Silicea: Bindegewebsschwäche, Falten
- Nr. 12. Calcium Sulfuricum: Furunkel, Gelenkschmerzen

Schüßler-Cremes

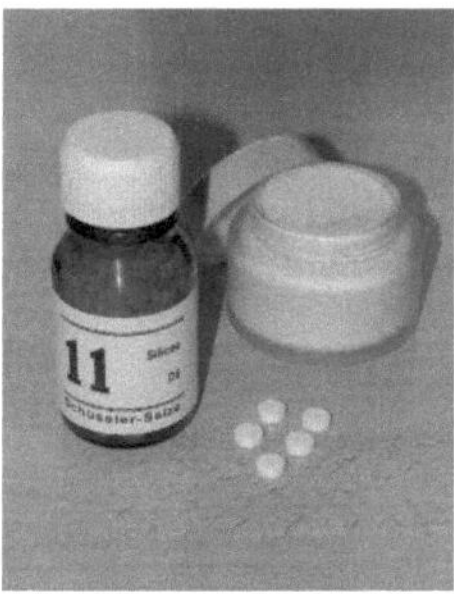

Schüßler-Cremes sind verstreichbare Schüßlersalz-Zubereitungen mit einem gewissen Wasseranteil.

Die Höhe des Wasseranteils bestimmt über die Konsistenz der Creme und wie sie in die Haut einzieht. Das kann von Hersteller zu Hersteller unterschiedlich sein.

Im Prinzip kann man Schüßler-Cremes genauso einsetzen wie Schüßler-Salben. Der Unterschied liegt vor allem in der Konsistenz der Zubereitung.

Sehr leichte, wasserreiche Creme wird man im Allgemeinen eher für die Gesichtspflege oder bei fetter Haut einsetzen.

Auswahl der Schüßlersalze für Cremes

Folgende Schüßlersalze sind als Creme besonders gut für die Hautpflege geeignet:

- Nr. 1. Calcium Fluoratum: Hautrisse
- Nr. 2. Calcium Phosphoricum: Ekzeme, Neurodermitis
- Nr. 3. Ferrum Phosphoricum: Sonnenbrand, Insektenstiche
- Nr. 4. Kalium Chloratum: Couperose
- Nr. 5. Kalium Phosphoricum: Gesichtslähmungen
- Nr. 6. Kalium Sulfuricum: Trockene Haut
- Nr. 7. Magnesium Phosphoricum: Juckreiz,
- Nr. 8. Natrium Chloratum: Hautausschläge, Insektenstiche
- Nr. 9. Natrium Phosphoricum: Hautunreinheiten
- Nr. 10. Natrium Sulfuricum: Hautreizungen
- Nr. 11. Silicea: Falten, Akne
- Nr. 12. Calcium Sulfuricum: Fette Haut

Schwere Cremes eignen sich hingegen eher für trockene oder wunde Haut und Behandlung des Bewegungsapparates, ähnlich wie die Schüßler-Salben.

Schüßler-Gels und Creme-Gele

Ein Gel ist eine Zubereitung zum Einreiben, die kein Fett enthält.

Es gibt auch Gel-Cremes. Diese können Fett enthalten oder auch fettfrei sein. Typisch für Gels und Gel-Cremes ist, dass sie sehr leicht sind und keinen Fettfilm auf der Haut hinterlassen.

Dadurch eignen sich Gels besonders gut zur Behandlung von fetter, unreiner Haut. Auch bei leichten Verbrennungen, beispielsweise bei Sonnenbrand, ist ein Gel genau das Richtige. Ebenso bei allergisch bedingtem Juckreiz oder Insektenstichen kann ein Gel sehr angenehm sein. Bei Sportverletzungen und Gelenkentzündungen haben sie eine kühlende Wirkung.

Auswahl der Schüßlersalze für Gels

Wie auch bei den Schüßlersalben und Schüßlercremes hängt die Wirkung der Schüßler-Gele und Gelcremes vom Schüßlersalz ab, mit dem sie zubereitet worden sind.

Es gibt Schüßler-Gels von allen zwölf Funktionsmitteln. Folgende Schüßler-Gels eignen sich besonders gut für die Einsatzgebiete, die sich mit Gels günstig behandeln lassen.

- Nr. 1. Calcium Fluoratum: Blutfülle, Krampfadern
- Nr. 2. Calcium Phosphoricum: Spannungs-Kopfschmerzen
- Nr. 3. Ferrum Phosphoricum: Sonnenbrand, Insektenstiche
- Nr. 4. Kalium Chloratum: Hautausschläge, Krampfadern
- Nr. 5. Kalium Phosphoricum: Gesichtslähmungen
- Nr. 6. Kalium Sulfuricum: Hautschuppungen
- Nr. 7. Magnesium Phosphoricum: Juckreiz
- Nr. 8. Natrium Chloratum: Hautausschläge, Insektenstiche
- Nr. 9. Natrium Phosphoricum: Hautunreinheiten
- Nr. 10. Natrium Sulfuricum: Sonnenallergie
- Nr. 11. Silicea: Akne
- Nr. 12. Calcium Sulfuricum: Fette Haut

Die 12 Funktionsmittel als Salben

Bei den Schüßlersalzen der Biochemie nach Dr. Schüßler wird zwischen den 12 Funktionsmitteln und den 15 Ergänzungsmitteln unterschieden.

Die Funktionsmittel wurden von Dr. Schüßler selbst entwickelt und die Ergänzungsmittel später von seinen Schülern.

Von den Funktionsmittel-Salben der Schüßlersalze kann man in Apotheken Salben und Cremes kaufen oder bestellen.

Manche Hersteller bieten nur die Salben der Nummern 1 bis 11 an, bei anderen Herstellern erhält man alle 12 Funktionsmittel als Salbe oder Creme.

Man kann die Funktionsmittel-Tabletten auch in etwas Wasser auflösen und in normale oder selbst gemachte Cremes einrühren.

Hier eine Kurzübersicht über die zwölf Funktionsmittel:

Nummer	**Name des Mittels**	**Einsatzgebiete**
Nr. 1.	Calcium Fluoratum	Bindegewebe, Haut, Gelenke
Nr. 2.	Calcium Phosphoricum	Knochen und Zähne
Nr. 3.	Ferrum Phosphoricum	Immunsystem
Nr. 4.	Kalium Chloratum	Schleimhäute
Nr. 5.	Kalium Phosphoricum	Nerven
Nr. 6.	Kalium Sulfuricum	Stoffwechsel
Nr. 7.	Magnesium Phosphoricum	Muskeln
Nr. 8.	Natrium Chloratum	Flüssigkeitshaushalt
Nr. 9.	Natrium Phosphoricum	Stoffwechsel
Nr. 10.	Natrium Sulfuricum	Entschlackung
Nr. 11.	Silicea	Bindegewebe, Haut, Haare
Nr. 12.	Calcium Sulfuricum	Gelenke, Eiter

Nr. 1 Calcium Fluoratum

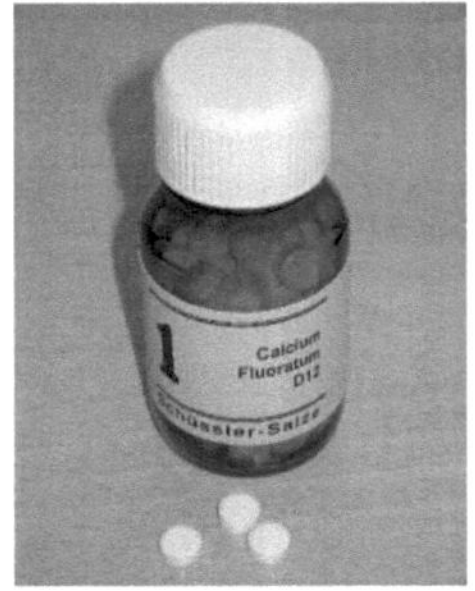

Calcium Fluoratum ist das Funktionsmittel mit der Nummer 1.

Der übliche Name für die Ausgangssubstanz von Calcium Fluoratum lautet Flussspat.

Calcium Fluoratum kommt im Körper in Zahnschmelz, Knochen, Oberhaut und Sehnen vor.

Die Salbe des Mittels Nr. 1 Calcium Fluoratum kann Ihre Gesundheit in den Bereichen Bindegewebe, Haut und Gelenke unterstützen.

Die üblichen Haupteinsatzgebiete von Calcium Fluoratum sind Gelenkschmerzen, Krampfadern und Hauterkrankungen.

Anwendungsbereiche der Salben

Für folgende äußerlichen Anwendungsgebiete kann man Calcium Fluoratum als Salbe oder Creme einsetzen:

- Bandscheibenschäden
- Falten
- Gelenkschmerzen
- Gewebsverhärtungen
- Hautrisse
- Hornhaut
- Hämorrhoiden
- Instabile Gelenke
- Krampfadern
- Lymphknotenverhärtungen
- Nagelbettentzündung
- Narbenbehandlung
- Rhagaden
- Schlottergelenke
- Schrunden
- Schwache Bänder
- Sehnenzerrung

Calcium Fluoratum Steckbrief

Schüßlersalz	Calcium Fluoratum
Umgangssprachlich	Flussspat
Chemischer Name	Calciumfluorid
Beschaffenheit	Weißes Pulver oder farblose Kristalle
Regelpotenz	D12
Vorkommen im Körper	• Knochen • Oberhaut • Sehnen • Zahnschmelz
Einsatzbereiche	• Bindegewebe • Gelenke • Haut
Hauptanwendungen	• Gelenkschmerzen • Hauterkrankungen • Krampfadern
Verschlimmerung	• Feuchtes Wetter • Kälte
Verbesserung	• Wärme
Anlitzanalyse	• Viereckige Falten um die Augen • Gefächerte Falten unterhalb der Augen • Braun-schwarze Einfärbung um die Augen • Geplatzte Adern • Schuppen im Gesicht • Rissige Lippen, Mundwinkel, Hände, • Glänzende Haut
Sternzeichen	Wassermann
Planet	Uranus
Bachblüte	Clematis

Nr. 2 Calcium Phosphoricum

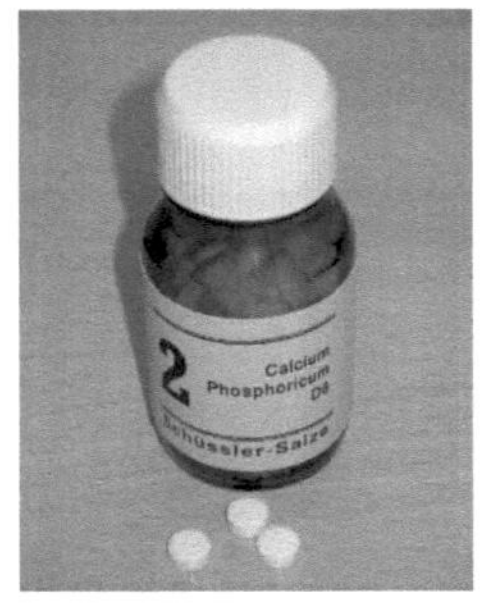

Calcium Phosphoricum ist das Funktionsmittel mit der Nummer 2.

Calcium Phosphoricum kommt im Körper in Knochen und in allen Zellen vor.

Die Salbe des Mittels Nr. 2 Calcium Phosphoricum kann Ihre Gesundheit in den Bereichen Knochen und Zähne unterstützen.

Die üblichen Haupteinsatzgebiete von Calcium Phosphoricum sind Rückenschmerzen, Durchblutungsstörungen und Regeneration.

Anwendungsbereiche der Salben

Für folgende äußerlichen Anwendungsgebiete kann man Calcium Phosphoricum als Salbe oder Creme einsetzen:

- Ausschlag
- Badeotitis
- Durchblutungsstörungen
- Ekzeme
- Hexenschuss
- Ischias
- Knochenschmerzen
- Kreuzschmerzen
- Morgensteifigkeit
- Muskelkrämpfe
- Ohrknorpelentzündung
- Ohrmuschelekzem
- Rückenschmerzen
- Schwere Glieder
- Taubheitskribbeln
- Verspannungen
- Wachstumsschmerzen
- Wadenkrämpfe

Calcium Phosphoricum Steckbrief

Schüßlersalz	Calcium Phosphoricum
Umgangssprachlich	
Chemischer Name	Calciumphosphat
Beschaffenheit	Weißes Pulver
Regelpotenz	D6
Vorkommen im Körper	• Knochen • in allen Zellen
Einsatzbereiche	• Knochen • Zähne
Hauptanwendungen	• Durchblutungsstörungen • Regeneration • Rückenschmerzen
Verschlimmerung	• Nachts • Ruhe
Verbesserung	
Anlitzanalyse	• Wächserne Haut, • käsige Gesichtsfarbe, • weiß belegte Zunge, • übel riechender Atem, • weiße Nasen und Ohrmuscheln, • verschwitzte Haare, • raue Stimme
Sternzeichen	Steinbock
Planet	Saturn
Bachblüte	Centaury

Nr. 3 Ferrum Phosphoricum

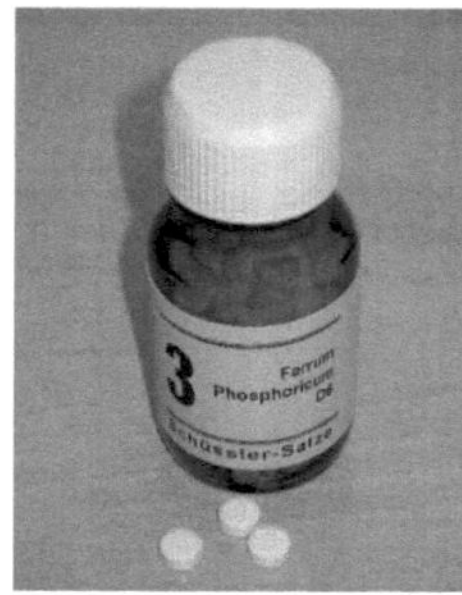

Ferrum Phosphoricum ist das Funktionsmittel mit der Nummer 3.

Der übliche Name für die Ausgangssubstanz von Ferrum Phosphoricum lautet Blaueisenerz, Eisenblau, Vivianit oder Kollophan.

Ferrum Phosphoricum kommt im Körper in allen Zellen und im Hämoglobin der roten Blutkörperchen vor.

Die Salbe des Mittels Nr. 3 Ferrum Phosphoricum kann Ihre Gesundheit in den Bereichen Immunsystem und Entzündungen unterstützen.

Die üblichen Haupteinsatzgebiete von Ferrum Phosphoricum sind Fieber, Entzündungen und Erkältung.

Das Besondere bei Ferrum Phosphoricum ist: 1. Entzündungs- Stadium.

Anwendungsbereiche der Salben

Für folgende äußerlichen Anwendungsgebiete kann man Ferrum Phosphoricum als Salbe oder Creme einsetzen:

- Erste Hilfe
- Abschürfungen
- Afterekzem, Afterjucken
- Blaue Flecke
- Gelenkentzündung, Gicht
- Gerötete Entzündungen
- Insektenstiche
- Leichte Verbrennungen, Sonnenbrand
- Pochende Schmerzen
- Prellungen, Quetschungen
- Schmerzen
- Schwellungen
- Verstauchungen
- Zerrungen

Ferrum Phosphoricum Steckbrief

Schüßlersalz	Ferrum Phosphoricum
Umgangssprachlich	Blaueisenerz, Eisenblau, Vivianit, Kollophan
Chemischer Name	Eisenphosphat
Beschaffenheit	Farblose bis schwarze Kristalle
Regelpotenz	D12
Vorkommen im Körper	• Alle Zellen • Hämoglobin der roten Blutkörperchen
Einsatzbereiche	• Entzündungen • Immunsystem
Hauptanwendungen	• Entzündungen • Erkältung, Fieber
Verschlimmerung	• Bewegung • Nachts, Wärme
Verbesserung	• Kühle • Ruhe
Anlitzanalyse	• Rötungen im Kopfbereich, • Blau-schwarzer Schatten an der Nasenwurzel und unter den Augen(Ferrumschatten),
Besonderheiten	1. Entzündungs- Stadium
Sternzeichen	Widder
Planet	Mars
Bachblüte	Vervain

Nr. 4 Kalium Chloratum

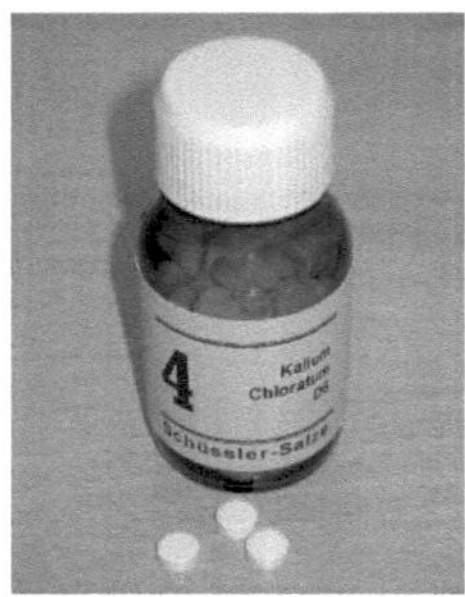

Kalium Chloratum ist das Funktionsmittel mit der Nummer 4.

Der übliche Name für die Ausgangssubstanz von Kalium Chloratum lautet Sylvin.

Kalium Chloratum kommt im Körper in allen Zellen und den roten Blutkörperchen vor.

Die Salbe des Mittels Nr. 4 Kalium Chloratum kann Ihre Gesundheit im Bereich Schleimhäute fördern.

Die üblichen Haupteinsatzgebiete von Kalium Chloratum sind Schnupfen, Halsentzündung und Übergewicht.

Das Besondere bei Kalium Chloratum ist: 2. Entzündungs- Stadium.

Anwendungsbereiche der Salben

Für folgende äußerlichen Anwendungsgebiete kann man Kalium Chloratum als Salbe oder Creme einsetzen:

- Besenreiser, Couperose
- Frostbeulen
- Hautausschlag
- Hautgrieß
- Herpes
- Hämorrhoiden
- Hühneraugen
- Kniegelenksentzündung
- Krampfadern
- Lymphknotenschwellungen
- Neurodermitis
- Psoriasis
- Schleimbeutelentzündung
- Sehnenscheidenentzündung
- Verwachsungen
- Warzen

Kalium Chloratum Steckbrief

Schüßlersalz	Kalium Chloratum
Umgangssprachlich	Sylvin
Chemischer Name	Kaliumchlorid
Beschaffenheit	Farblose Kristalle oder weißes Pulver
Regelpotenz	D6
Vorkommen im Körper	• Alle Zellen • rote Blutkörperchen
Einsatzbereiche	• Schleimhäute
Hauptanwendungen	• Halsentzündung • Schnupfen • Übergewicht
Verschlimmerung	• Bewegung • fette und gewürzte Nahrung
Verbesserung	• Wärme
Anlitzanalyse	• Milchige Haut, • blau-weiße Hautfarbe, • Käsige Haut, • Fadenziehender Speichel, • Geschwollene Lymphknoten, • weiß belegte Zunge, • Mehlige Hautschuppen, • verklebte Augen
Besonderheiten	2. Entzündungs- Stadium
Sternzeichen	Krebs
Planet	Mond
Bachblüte	Rock Rose

Nr. 5 Kalium Phosphoricum

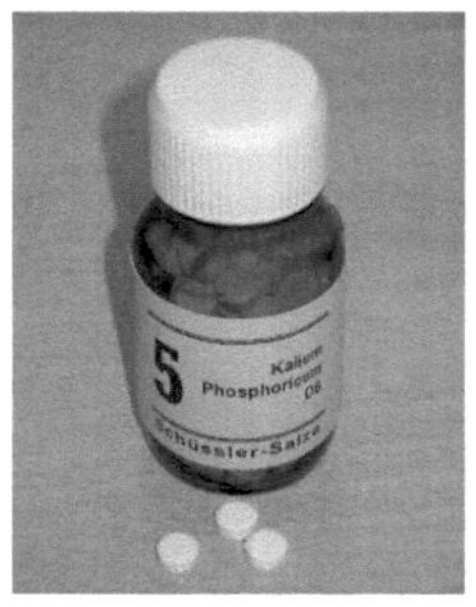

Kalium Phosphoricum ist das Funktionsmittel mit der Nummer 5.

Kalium Phosphoricum kommt im Körper in Nerven, Gehirn, Muskeln und Blutflüssigkeit vor.

Die Salbe des Mittels Nr. 5 Kalium Phosphoricum kann Ihre Gesundheit im Bereich Nerven fördern.

Die üblichen Haupteinsatzgebiete von Kalium Phosphoricum sind Antriebsschwäche, Erschöpfung und Schlaflosigkeit.

Anwendungsbereiche der Salben

Für folgende äußerlichen Anwendungsgebiete kann man Kalium Phosphoricum als Salbe oder Creme einsetzen:

- Dekubitus
- Durchblutungsstörungen
- Geschwüre
- Gesichtslähmung
- Gesichtsrose
- Gewebsnekrosen
- Ischias
- Kreuzschmerzen
- Muskelkater
- Narben
- Neuralgien
- Quetschungen
- Rückenschmerzen
- Schlecht heilende Wunden
- Tennisarm
- Unterschenkelgeschwüre
- Wundliegen

Kalium Phosphoricum Steckbrief

Schüßlersalz	Kalium Phosphoricum
Umgangssprachlich	
Chemischer Name	Kaliumphosphat
Beschaffenheit	Weißes Pulver
Regelpotenz	D6
Vorkommen im Körper	• Blutflüssigkeit • Gehirn • Muskeln • Nerven
Einsatzbereiche	• Nerven
Hauptanwendungen	• Antriebsschwäche • Erschöpfung • Schlaflosigkeit
Verschlimmerung	• Anstrengung
Verbesserung	• Mäßige Bewegung
Anlitzanalyse	• Aschgraue Haut (vor allem am Kinn), • Graue Augenpartie, • Eingefallene Schläfen, • Abwesender Gesichtsausdruck, • Braun belegte, trockene Zunge, • Parodontose, Zahnfleischbluten, • Mundgeruch
Besonderheiten	
Sternzeichen	Waage
Planet	Venus
Bachblüte	Mimulus

Nr. 6 Kalium Sulfuricum

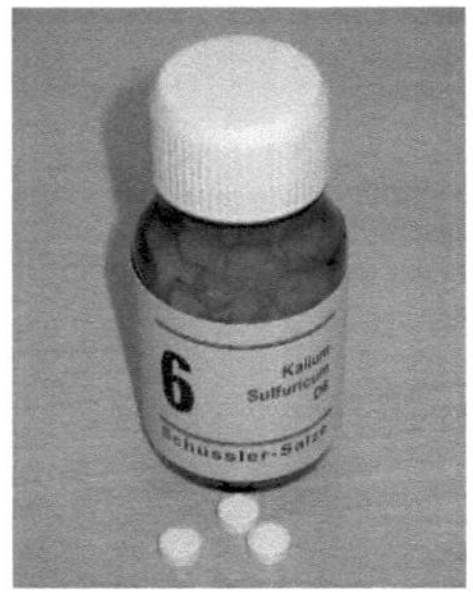

Kalium Sulfuricum ist das Funktionsmittel mit der Nummer 6.

Der übliche Name für die Ausgangssubstanz von Kalium Sulfuricum lautet Schwefelsaures Kalium.

Kalium Sulfuricum kommt im Körper in Haut und Schleimhäuten vor.

Die Salbe des Mittels Nr. 6 Kalium Sulfuricum kann Ihre Gesundheit im Bereich Stoffwechsel fördern.

Die üblichen Haupteinsatzgebiete von Kalium Sulfuricum sind Asthma, Nebenhöhlenentzündung und Ekzeme.

Das Besondere bei Kalium Sulfuricum ist: 3. Entzündungs-Stadium.

Anwendungsbereiche der Salben

Für folgende äußerlichen Anwendungsgebiete kann man Kalium Sulfuricum als Salbe oder Creme einsetzen:

- Altersflecken
- Arthrose
- Badeotitis
- Ekzeme
- Gelenkschmerzen
- Gesichtsrose
- Hautausschlag
- Hautpflege
- Hautschuppungen
- Juckreiz
- Muskelkater
- Nebenhöhlenentzündung
- Neurodermitis
- Oberbauchschmerzen
- Ohrknorpelentzündung
- Ohrmuschelekzem
- Psoriasis

Kalium Sulfuricum Steckbrief

Schüßlersalz	Kalium Sulfuricum
Umgangssprachlich	Schwefelsaures Kalium
Chemischer Name	Kaliumsulfat
Beschaffenheit	Farbloses Pulver
Regelpotenz	D6
Vorkommen im Körper	• Haut • Schleimhäute
Einsatzbereiche	• Stoffwechsel
Hauptanwendungen	• Asthma • Ekzeme • Nebenhöhlenentzündung
Verschlimmerung	• Abend • geschlossene warme Räume
Verbesserung	• Kühle Luft
Anlitzanalyse	• Braun-gelbe Haut, • Dunkle Augenlider, • Gelblich um den Mund, • Sommersprossen, • Schuppen auf klebriger Basis, • Klebende Kopfschuppen, • Gelb und schleimig belegte Zunge
Besonderheiten	3. Entzündungs-Stadium
Sternzeichen	Jungfrau
Planet	Erde
Bachblüte	Chicory

Nr. 7 Magnesium Phosphoricum

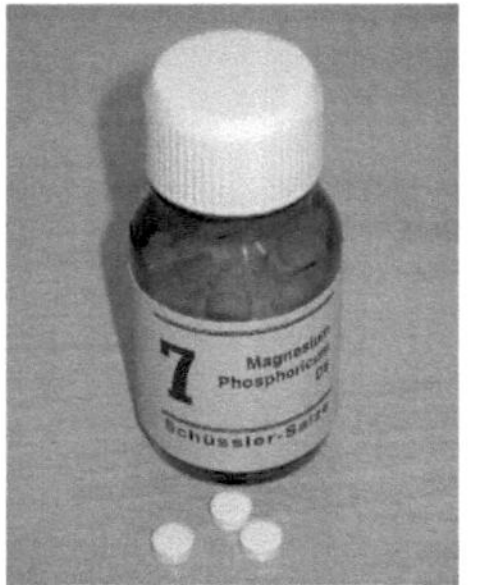

Magnesium Phosphoricum ist das Funktionsmittel mit der Nummer 7.

Der übliche Name für die Ausgangssubstanz von Magnesium Phosphoricum lautet Phosphorsaures Magnesia.

Magnesium Phosphoricum kommt im Körper in Knochen, Muskeln, Nerven, roten Blutkörperchen, Schilddrüse und Leber vor.

Die Salbe des Mittels Nr. 7 Magnesium Phosphoricum kann Ihre Gesundheit im Bereich Muskeln fördern.

Die üblichen Haupteinsatzgebiete von Magnesium Phosphoricum sind Schmerzen, Krämpfe und Migräne.

Das Besondere bei Magnesium Phosphoricum ist: Schmerzzustände.

Anwendungsbereiche der Salben

Für folgende äußerlichen Anwendungsgebiete kann man Magnesium Phosphoricum als Salbe oder Creme einsetzen:

- Durchblutungsstörungen
- Hexenschuss
- Hämorrhoiden
- Ischias
- Juckreiz
- Kopfschmerzen
- Nackenschmerzen
- Neuralgien
- Rotwerden
- Rückenschmerzen
- Schmerzen

Magnesium Phosphoricum Steckbrief

Schüßlersalz	Magnesium Phosphoricum
Umgangssprachlich	Phosphorsaures Magnesia
Chemischer Name	Magnesiumphosphat
Beschaffenheit	Weißes Pulver
Regelpotenz	D6
Vorkommen im Körper	• Knochen • Leber • Muskeln • Nerven, Schilddrüse • rote Blutkörperchen
Einsatzbereiche	• Muskeln
Hauptanwendungen	• Krämpfe • Migräne • Schmerzen
Verschlimmerung	• Kälte
Verbesserung	• Wärme und Gegendruck
Anlitzanalyse	• Rote runde Flecken auf den Wangen (immer oder zeitweilig), • Rote Flecken am Hals, • Ansonsten blasse Haut, • Zuckungen der Mundwinkel, • Zucken der Augenlider
Besonderheiten	Schmerzzustände
Sternzeichen	Stier
Planet	Venus
Bachblüte	Water-Violet

Nr. 8 Natrium Chloratum

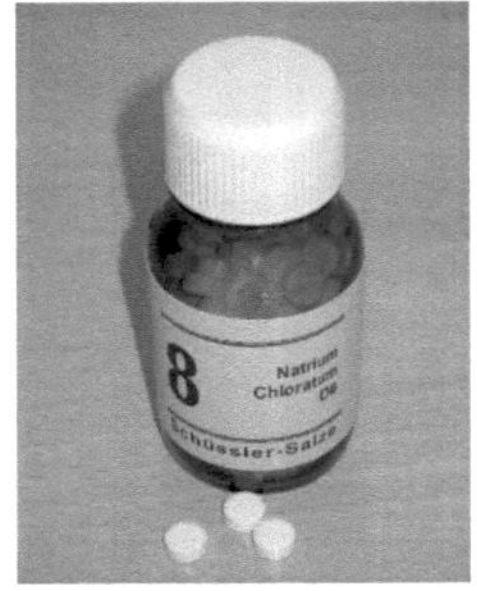

Natrium Chloratum ist das Funktionsmittel mit der Nummer 8.

Der übliche Name für die Ausgangssubstanz von Natrium Chloratum lautet Kochsalz.

Natrium Chloratum kommt im Körper in der außerzellulären Flüssigkeit, Knochen, Knorpeln, Magen und Nieren vor.

Die Salbe des Mittels Nr. 8 Natrium Chloratum kann Ihre Gesundheit im Bereich Flüssigkeitshaushalt fördern.

Die üblichen Haupteinsatzgebiete von Natrium Chloratum sind Diabetes, Rheuma und trockene Haut.

Das Besondere bei Natrium Chloratum ist: Brennen.

Anwendungsbereiche der Salben

Für folgende äußerlichen Anwendungsgebiete kann man Natrium Chloratum als Salbe oder Creme einsetzen:

- Afterjucken, Analfissuren
- Akne, Mitesser
- Arthrose
- Bandscheibenschäden
- Flechten
- Gicht
- Hautausschlag, Juckreiz,
- Hämorrhoiden
- Insektenstiche
- Leichte Verbrennungen, Sonnenbrand
- Mundwinkelrhagaden
- Talgdrüsenekzem
- Trockene Haut und Nasenschleimhaut
- Unterschenkelgeschwür

Natrium Chloratum Steckbrief

Schüßlersalz	Natrium Chloratum
Umgangssprachlich	Kochsalz
Chemischer Name	Natriumchlorid
Beschaffenheit	Weißes Pulver
Regelpotenz	D6
Vorkommen im Körper	• Außerzelluläre Flüssigkeit • Knochen, Knorpel • Magen, Nieren
Einsatzbereiche	• Flüssigkeitshaushalt
Hauptanwendungen	• Diabetes • Rheuma • Trockene Haut
Verschlimmerung	• Morgens, Vormittags, feuchtkühles Wetter • geistige Anstrengung
Verbesserung	• Trockene, warme oder frische Luft
Anlitzanalyse	• Gelatine-Glanz auf dem Oberlid, • Helle Augenlider, • Große Poren, • Aufgeschwemmtes Gesicht, • Kopfschuppen, • Weiße Augenabsonderungen, • Klarer Zungenbelag und Speichelbläschen, • Ausschlag auf der Stirn, Trockene Haut
Besonderheiten	Brennen
Sternzeichen	Skorpion
Planet	Pluto
Bachblüte	Impatiens

Nr. 9 Natrium Phosphoricum

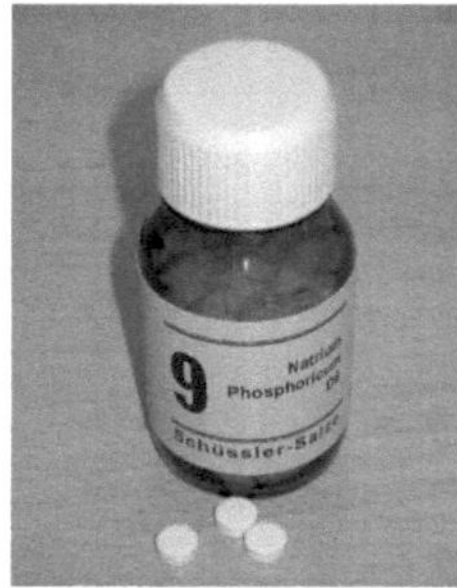

Natrium Phosphoricum ist das Funktionsmittel mit der Nummer 9.

Natrium Phosphoricum kommt im Körper in Gehirn, Nerven, Muskeln, Bindegewebe und roten Blutkörperchen vor.

Die Salbe des Mittels Nr. 9 Natrium Phosphoricum kann Ihre Gesundheit im Bereich Stoffwechsel fördern.

Die üblichen Haupteinsatzgebiete von Natrium Phosphoricum sind Erhöhte Blutfettwerte, Übergewicht und Gicht.

Das Besondere bei Natrium Phosphoricum ist: Hilfe gegen Übersäurung.

Anwendungsbereiche der Salben

Für folgende äußerlichen Anwendungsgebiete kann man Natrium Phosphoricum als Salbe oder Creme einsetzen:

- Abszesse
- Akne
- Gicht
- Hautausschlag
- Hautunreinheiten
- Krampfadern
- Lymphknotenschwellungen
- Mitesser
- Neurodermitis
- Orangenhaut
- Schlecht heilende Wunden
- Venenentzündung
- Windeldermatitis

Natrium Phosphoricum Steckbrief

Schüßlersalz	Natrium Phosphoricum
Umgangssprachlich	
Chemischer Name	Natriumphosphat
Beschaffenheit	Farbloses Pulver
Regelpotenz	D6
Vorkommen im Körper	• Bindegewebe • Gehirn • Muskeln • Nerven • rote Blutkörperchen
Einsatzbereiche	• Stoffwechsel
Hauptanwendungen	• Erhöhte Blutfettwerte • Gicht • Übergewicht
Verschlimmerung	• Bewegung • feuchtkaltes Wetter
Verbesserung	
Anlitzanalyse	• Fettiger stumpfer Glanz auf der Stirn, • Fettige Nase, Große Hautporen, • Mitesser, Pickel, • Blasse Schleimhäute, • Hängende Wangen, Doppelkinn,
Besonderheiten	
Sternzeichen	Löwe
Planet	Sonne
Bachblüte	Gentian

Nr. 10 Natrium Sulfuricum

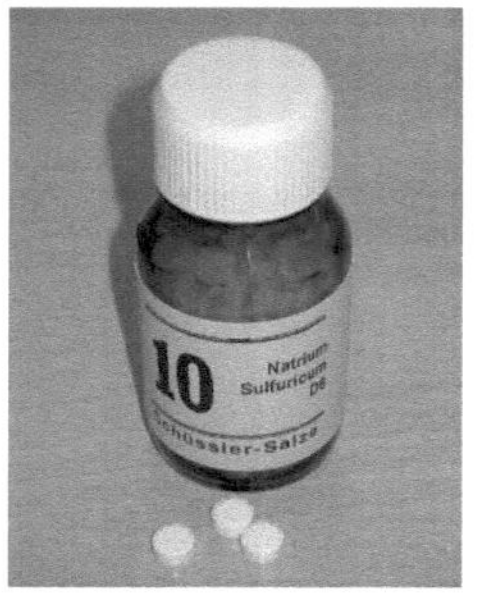

Natrium Sulfuricum ist das Funktionsmittel mit der Nummer 10.

Der übliche Name für die Ausgangssubstanz von Natrium Sulfuricum lautet Glaubersalz.

Natrium Sulfuricum kommt im Körper in der Gewebeflüssigkeit vor.

Die Salbe des Mittels Nr. 10 Natrium Sulfuricum kann Ihre Gesundheit im Bereich Entschlackung fördern.

Die üblichen Haupteinsatzgebiete von Natrium Sulfuricum sind Erkältung, Verdauungsschwäche und Kopfschmerzen.

Anwendungsbereiche der Salben

Für folgende äußerlichen Anwendungsgebiete kann man Natrium Sulfuricum als Salbe oder Creme einsetzen:

- Bläschen
- Eitriger Hautausschlag
- Erfrierungen
- Geschwollene Füße
- Geschwollene Hände
- Hühneraugen
- Juckreiz
- Lippen-Herpes
- Neurodermitis
- Nässende Ekzeme
- Psoriasis
- Schlecht heilende Wunden
- Schuppenflechte
- Sonnenallergie
- Unterschenkelgeschwüre
- Warzen

Natrium Sulfuricum Steckbrief

Schüßlersalz	Natrium Sulfuricum
Umgangssprachlich	Glaubersalz
Chemischer Name	Natriumsulfat
Beschaffenheit	Farbloses Pulver
Regelpotenz	D6
Vorkommen im Körper	• Gewebeflüssigkeit
Einsatzbereiche	• Entschlackung
Hauptanwendungen	• Erkältung • Kopfschmerzen • Verdauungsschwäche
Verschlimmerung	• Morgen • feuchte Umgebung und Wetter
Verbesserung	
Anlitzanalyse	• Grün-gelbe Gesichtsfarbe vor allem Stirn und Schläfen, • Bläuliche Röte an der Nase, • Bläuliche Röte vor den Ohren, • Rötungen am äußeren Augenwinkel, • Zunge wirkt schmutzig und grünlich
Besonderheiten	
Sternzeichen	Schütze
Planet	Jupiter
Bachblüte	Scleranthus

Nr. 11 Silicea

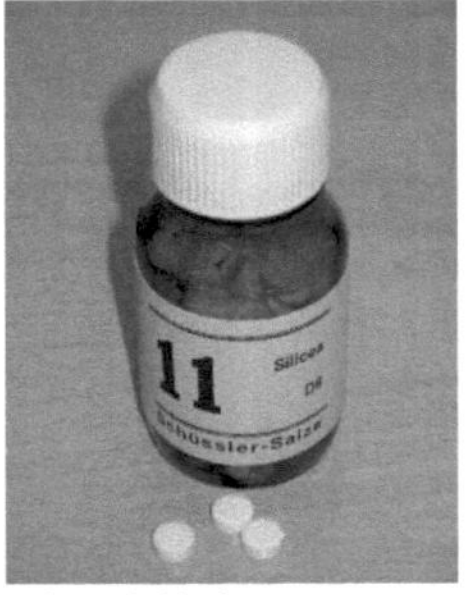

Silicea ist das Funktionsmittel mit der Nummer 11.

Der übliche Name für die Ausgangssubstanz von Silicea lautet Kieselerde.

Silicea kommt im Körper im Bindegewebe vor.

Die Salbe des Mittels Nr. 11 Silicea kann Ihre Gesundheit in den Bereichen Bindegewebe, Haut und Haare unterstützen.

Die üblichen Haupteinsatzgebiete von Silicea sind Bindegewebsschwäche, Arteriosklerose und Abwehrschwäche.

Das Besondere bei Silicea ist: Bindegewebe-Stärkung.

Anwendungsbereiche der Salben

Für folgende äußerlichen Anwendungsgebiete kann man Silicea als Salbe oder Creme einsetzen:

- Bindegewebsschwäche
- Blutergüsse
- Eiterungen, Abszesse
- Falten
- Furunkel, Karbunkel
- Gelenkentzündung, Gicht
- Hautschuppen
- Juckreiz, Afterjucken
- Knochenhautentzündung
- Nabelbruch
- Nagelbettentzündung
- Orangenhaut
- Schleimbeutelentzündung
- Schwangerschaftsstreifen
- Windeldermatitis

Silicea Steckbrief

Schüßlersalz	Silicea
Umgangssprachlich	Kieselerde
Chemischer Name	Kieselsäure
Beschaffenheit	Weißes Pulver
Regelpotenz	D12
Vorkommen im Körper	• Bindegewebe
Einsatzbereiche	• Bindegewebe • Haare • Haut
Hauptanwendungen	• Abwehrschwäche • Arteriosklerose • Bindegewebsschwäche
Verschlimmerung	• Bewegung, Kälte, Nachts
Verbesserung	• Wärme
Anlitzanalyse	• Glänzende Haut wie lackiert (Glasurglanz), • Wächsern gelbe oder blasse Hautfarbe, • Tiefliegende Augen, Schlupflider, • Lachfalten, Krähenfüße, • Kleinporige Haut, • Senkrechte Falten vor den Ohren, • Geheimratsecken, Trockene Nase
Besonderheiten	Bindegewebe-Stärkung
Sternzeichen	Zwilling
Planet	Merkur
Bachblüte	Cerato

Nr. 12 Calcium Sulfuricum

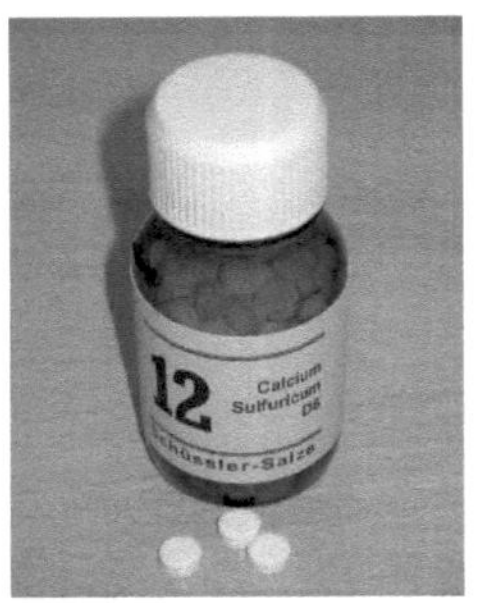

Calcium Sulfuricum ist das Funktionsmittel mit der Nummer 12.

Der übliche Name für die Ausgangssubstanz von Calcium Sulfuricum lautet Gips.

Calcium Sulfuricum kommt im Körper in Knorpeln, Leber und Galle vor.

Die Salbe des Mittels Nr. 12 Calcium Sulfuricum kann Ihre Gesundheit im Bereich Gelenke fördern.

Die üblichen Haupteinsatzgebiete von Calcium Sulfuricum sind Arthrose, Rheuma und Eiterungen.

Das Besondere bei Calcium Sulfuricum ist: Gelenk-Stärkung.

Anwendungsbereiche der Salben

Für folgende äußerlichen Anwendungsgebiete kann man Calcium Sulfuricum als Salbe oder Creme einsetzen:

- Abszesse
- Akne
- Altersflecken
- Arthrose
- Badeotitis
- Ekzeme
- Furunkel
- Gehörgangsfurunkel
- Gicht
- Karbunkel
- Milchschorf
- Offene Eiterungen
- Ohrenentzündung
- Pickel
- Rheumatische Schmerzen

Calcium Sulfuricum Steckbrief

Schüßlersalz	Calcium Sulfuricum
Umgangssprachlich	Gips
Chemischer Name	Calciumsulfat
Beschaffenheit	Weißes Pulver
Regelpotenz	D6
Vorkommen im Körper	• Galle • Knorpel • Leber
Einsatzbereiche	• Gelenke
Hauptanwendungen	• Arthrose • Eiterungen • Rheuma
Verschlimmerung	• Wärme
Verbesserung	• Eisbehandlung
Anlitzanalyse	• Weiße alabasterartige Hautfärbung (wie Gips), • Wenig Zeichen im Gesicht zu erkennen, • Eventuell Altersflecken
Besonderheiten	Gelenk-Stärkung
Sternzeichen	Fische
Planet	Neptun
Bachblüte	Agrimony

Die 15 Ergänzungsmittel als Salben

Die Ergänzungsmittel der Schüßler-Salze wurden durch Schüler von Dr. Schüßler entdeckt und ihre Anwendungsgebiete erprobt und weiterentwickelt.

Die 15 Ergänzungssalze bekommt man meistens nicht als Salben oder Cremes zu kaufen.

Dennoch kann man diese Ergänzungssalze für die äußerliche Anwendung als Creme oder Umschlag einsetzen.

Man kann die Schüßlersalz-Tabletten in etwas Wasser auflösen und in normale oder selbst gemachte Cremes einrühren. Außerdem kann man die Ergänzungsmittel-Tabletten für Umschläge, Bäder und Waschungen einsetzen, in der gleichen Weise wie die Funktionsmittel.

Nr. 13 Kalium arsenicosum

Die Salbe des Mittels Nr. 13 Kalium arsenicosum kann Ihre Gesundheit in den Bereichen Haut und Lebenskraft unterstützen. Die üblichen Haupteinsatzgebiete von Kalium arsenicosum sind Schwächezustände, Hauterkrankungen und Menstruationsbeschwerden.

Für folgende äußerlichen Anwendungsgebiete kann man Kalium arsenicosum als Salbe oder Creme einsetzen:

- Ekzeme, Neurodermitis, Juckreiz
- Knochenentzündung, Knochenschmerzen
- Muskelkrämpfe
- Psoriasis, Schuppenflechte

Einsatzbereiche	• Haut • Lebenskraft
Hauptanwendungen	• Hauterkrankungen • Menstruationsbeschwerden • Schwächezustände

Nr. 14 Kalium bromatum

Die Salbe des Mittels Nr. 14 Kalium bromatum kann Ihre Gesundheit in den Bereichen Nervensystem und Entzündungen unterstützen. Die üblichen Haupteinsatzgebiete von Kalium bromatum sind Schlaflosigkeit, Psoriasis und Neuralgien.

Für folgende äußerlichen Anwendungsgebiete kann man Kalium bromatum als Salbe oder Creme einsetzen:

- Akne, Pickel, Hautausschlag
- Psoriasis, Schuppenflechte
- Schleimhautentzündungen

Einsatzbereiche	• Entzündungen • Nervensystem
Hauptanwendungen	• Neuralgien • Psoriasis • Schlaflosigkeit

Nr. 15 Kalium jodatum

Die Salbe des Mittels Nr. 15 Kalium jodatum kann Ihre Gesundheit in den Bereichen Stoffwechsel und Psyche unterstützen. Die üblichen Haupteinsatzgebiete von Kalium jodatum sind Bluthochdruck, Schwäche und Niedergeschlagenheit.

Für folgende äußerlichen Anwendungsgebiete kann man Kalium jodatum als Salbe oder Creme einsetzen:

- Akne, Pickel
- Gelenkentzündung, Knochenentzündung
- Hexenschuss, Ischias
- Trigeminusneuralgie

Einsatzbereiche	• Psyche • Stoffwechsel
Hauptanwendungen	• Bluthochdruck • Niedergeschlagenheit • Schwäche

Nr. 16 Lithium chloratum

Die Salbe des Mittels Nr. 16 Lithium chloratum kann Ihre Gesundheit in den Bereichen Stoffwechsel und Ausscheidung unterstützen. Die üblichen Haupteinsatzgebiete von Lithium chloratum sind Gicht, Müdigkeits-Syndrom und Missstimmung.

Für folgende äußerlichen Anwendungsgebiete kann man Lithium chloratum als Salbe oder Creme einsetzen:

- Neurodermitis, Ekzeme
- Gelenkentzündung, Hexenschuss
- Narbengewebe

Einsatzbereiche	• Ausscheidung • Stoffwechsel
Hauptanwendungen	• Gicht • Missstimmung • Müdigkeits-Syndrom

Nr. 17 Manganum sulfuricum

Die Salbe des Mittels Nr. 17 Manganum sulfuricum kann Ihre Gesundheit in den Bereichen Blutbildung, Nervensystem und Stoffwechsel unterstützen. Die üblichen Haupteinsatzgebiete von Manganum sulfuricum sind Blutarmut, Osteoporose und Arthrose.

Für folgende äußerlichen Anwendungsgebiete kann man Manganum sulfuricum als Salbe oder Creme einsetzen:

- Arthrose, Gelenkschmerzen
- Ekzeme, Flechten, Psoriasis, Schuppenflechte
- Krampfadern, Venenschwäche
- Muskelschmerzen , Muskelzittern

Einsatzbereiche	• Blutbildung • Nervensystem • Stoffwechsel
Hauptanwendungen	• Arthrose • Blutarmut • Osteoporose

Nr. 18 Calcium sulfuratum

Die Salbe des Mittels Nr. 18 Calcium sulfuratum kann Ihre Gesundheit in den Bereichen Entgiftung und Stoffwechsel unterstützen. Die üblichen Haupteinsatzgebiete von Calcium sulfuratum sind Abmagerung, Amalgamvergiftung und Rheuma.

Für folgende äußerlichen Anwendungsgebiete kann man Calcium sulfuratum als Salbe oder Creme einsetzen:

- Furunkel, Haut-Eiterungen
- Geschwüre, Milchschorf, Schlecht heilende Wunden
- Hämorrhoiden, Krampfadern, Venenschwäche
- Neuralgien

Einsatzbereiche	• Entgiftung • Stoffwechsel
Hauptanwendungen	• Abmagerung • Amalgamvergiftung • Rheuma

Nr. 19 Cuprum arsenicosum

Die Salbe des Mittels Nr. 19 Cuprum arsenicosum kann Ihre Gesundheit in den Bereichen Nervensystem, Haut und Verdauungsorgane unterstützen. Die üblichen Haupteinsatzgebiete von Cuprum arsenicosum sind Abwehrschwäche, Asthma und Schwermetallvergiftung.

Für folgende äußerlichen Anwendungsgebiete kann man Cuprum arsenicosum als Salbe oder Creme einsetzen:

- Furunkel, Karbunkel
- Krampfadern, Venenentzündung
- Muskelkrämpfe, Wadenkrämpfe, Restless Legs, Ischias

Einsatzbereiche	• Haut • Nervensystem • Verdauungsorgane
Hauptanwendungen	• Abwehrschwäche • Asthma, Schwermetallvergiftung

Nr. 20 Kalium aluminium sulfuricum

Die Salbe des Mittels Nr. 20 Kalium aluminium sulfuricum (Alaun) kann Ihre Gesundheit in den Bereichen Haut und Muskeln unterstützen. Die üblichen Haupteinsatzgebiete von Kalium aluminium sulfuricum sind Trockene Schleimhäute, Reizhusten und Blähungen.

Für folgende äußerlichen Anwendungsgebiete kann man Kalium aluminium sulfuricum als Salbe oder Creme einsetzen:

- Blähungen
- Ekzeme, Juckreiz, Neurodermitis, Trockene Haut und Schleimhäute
- Gelenkschmerzen, Knieentzündungen

Einsatzbereiche	• Haut • Muskeln
Hauptanwendungen	• Blähungen • Reizhusten • Trockene Schleimhäute

Nr. 21 Zincum chloratum

Die Salbe des Mittels Nr. 21 Zincum chloratum kann Ihre Gesundheit in den Bereichen Immunsystem, Stoffwechsel und Wundheilung unterstützen. Die üblichen Haupteinsatzgebiete von Zincum chloratum sind Abwehrschwäche, Nervenschwäche und Unfruchtbarkeit.

Für folgende äußerlichen Anwendungsgebiete kann man Zincum chloratum als Salbe oder Creme einsetzen:

- Akne, Pickel
- Herpes, Juckreiz
- Muskelkrämpfe
- Schlecht heilende Wunden

Einsatzbereiche	• Immunsystem • Stoffwechsel • Wundheilung
Hauptanwendungen	• Abwehrschwäche • Nervenschwäche, Unfruchtbarkeit

Nr. 22 Calcium carbonicum

Die Salbe des Mittels Nr. 22 Calcium carbonicum (Kreide) kann Ihre Gesundheit in den Bereichen Stoffwechsel und Haut unterstützen. Die üblichen Haupteinsatzgebiete von Calcium carbonicum sind Alterserscheinungen, Entwicklungsverzögerung und Übergewicht.

Für folgende äußerlichen Anwendungsgebiete kann man Calcium carbonicum als Salbe oder Creme einsetzen:

- Ekzeme, Hautausschlag, Hautentzündungen
- Knochenentzündung, Osteoporose, Rundrücken, Skoliose
- Lymphknotenschwellungen, Milchschorf

Einsatzbereiche	• Haut • Stoffwechsel
Hauptanwendungen	• Alterserscheinungen • Entwicklungsverzögerung • Übergewicht

Nr. 23 Natrium bicarbonicum

Die Salbe des Mittels Nr. 23 Natrium bicarbonicum (Natron) kann Ihre Gesundheit in den Bereichen Stoffwechsel und Ausscheidung unterstützen. Die üblichen Haupteinsatzgebiete von Natrium bicarbonicum sind Übersäurung, Stoffwechselschwäche und Sodbrennen.

Für folgende äußerlichen Anwendungsgebiete kann man Natrium bicarbonicum als Salbe oder Creme einsetzen:

- Ekzeme, Neurodermitis, Juckreiz
- Hautausschlag, Hautentzündung, Hautrötungen

Einsatzbereiche	• Ausscheidung • Stoffwechsel
Hauptanwendungen	• Sodbrennen • Stoffwechselschwäche • Übersäurung

Nr. 24 Arsenum jodatum

Die Salbe des Mittels Nr. 24 Arsenum jodatum kann Ihre Gesundheit im Bereich Stoffwechsel fördern. Die üblichen Haupteinsatzgebiete von Arsenum jodatum sind Allergien, Heuschnupfen und Akne.

Für folgende äußerlichen Anwendungsgebiete kann man Arsenum jodatum als Salbe oder Creme einsetzen:

- Akne, Pickel
- Ekzeme, Juckreiz, Hautausschlag
- Sehnenscheidenentzündung

Einsatzbereiche	• Stoffwechsel
Hauptanwendungen	• Akne • Allergien • Heuschnupfen

Nr. 25 Aurum chloratum natronatum

Die Salbe des Mittels Nr. 25 Aurum chloratum natronatum kann Ihre Gesundheit in den Bereichen Rhythmusstörungen und Frauenkrankheiten unterstützen. Die üblichen Haupteinsatzgebiete von Aurum chloratum natronatum sind Schlafstörungen, Herzschwäche und Menstruationsbeschwerden.

Für folgende äußerlichen Anwendungsgebiete kann man Aurum chloratum natronatum als Salbe oder Creme einsetzen:

- Juckreiz
- Warzen

Einsatzbereiche	• Frauenkrankheiten • Rhythmusstörungen
Hauptanwendungen	• Herzschwäche • Menstruationsbeschwerden • Schlafstörungen

Nr. 26 Selenium

Die Salbe des Mittels Nr. 26 Selenium (Selen) kann Ihre Gesundheit in den Bereichen Stoffwechsel und Zellschutz unterstützen. Die üblichen Haupteinsatzgebiete von Selenium sind Leberschwäche, Erschöpfung und Leistungsfähigkeit.

Für folgende äußerlichen Anwendungsgebiete kann man Selenium als Salbe oder Creme einsetzen:

- Herpes

Einsatzbereiche	• Stoffwechsel • Zellschutz
Hauptanwendungen	• Erschöpfung • Leberschwäche • Leistungsfähigkeit

Nr. 27 Kalium bichromicum

Die Salbe des Mittels Nr. 27 Kalium bichromicum kann Ihre Gesundheit in den Bereichen Stoffwechsel und Blutgefäße unterstützen. Die üblichen Haupteinsatzgebiete von Kalium bichromicum sind Übergewicht, Diabetes und Arteriosklerose.

Für folgende äußerlichen Anwendungsgebiete kann man Kalium bichromicum als Salbe oder Creme einsetzen:

- Durchblutungsstörungen
- Geschwüre, Schlecht heilende Wunden

Einsatzbereiche	• Blutgefäße • Stoffwechsel
Hauptanwendungen	• Arteriosklerose • Diabetes • Übergewicht

Schüßler-Salben mischen

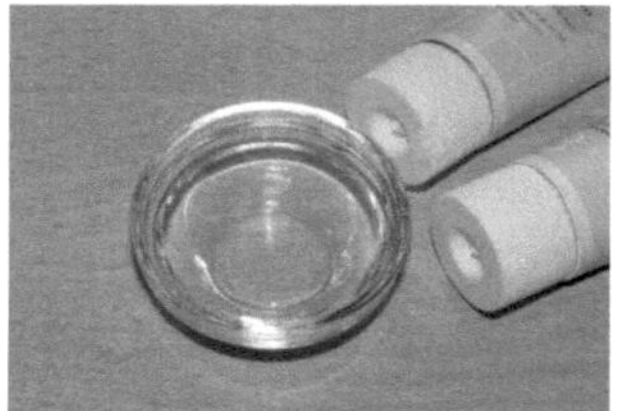

Wenn man mehrere Schüßlersalben anwenden will, kann man die Salben auch mischen.

Aus hygienischen Gründen sollte man die Salben direkt vor der Anwendung vermischen.

Bei kleinen Mengen kann man von jeder Salbe etwas auf die Handfläche geben. Dort vermischt man die Salbenstränge mit der anderen Hand, bevor man die Salbenmischung aufträgt.

Bei größeren Mengen gibt man die Salbenstränge in ein sauberes Gefäß. Dort werden sie dann mit einem sauberen Spatel vermischt.

Foto-Anleitung

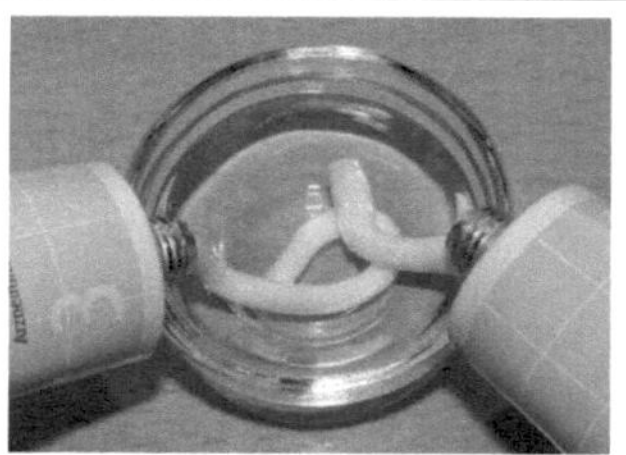	Geben Sie die gewünschten Salben in ein kleines, sauberes Gefäß.
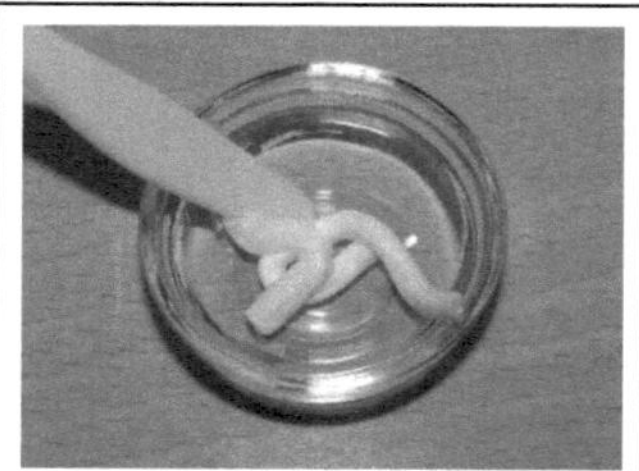	Verwenden Sie zum Mischen der Salben einen Plastik-Spatel oder den Stiel eines Plastiklöffels.
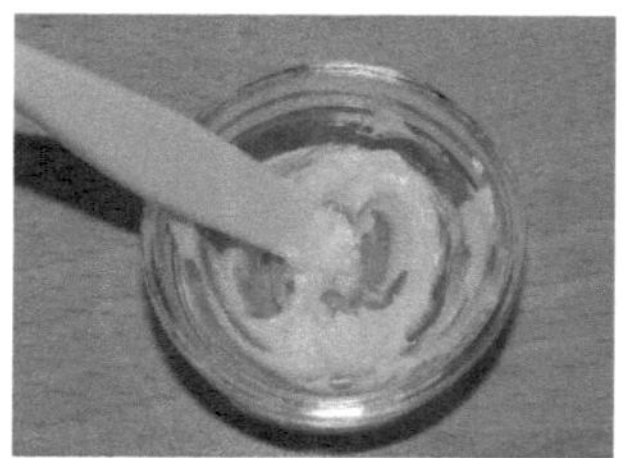	Vermischen Sie die Salben gründlich. Dann können Sie die Salben genauso anwenden wie unvermischte Salben.

Ätherische Öle in Schüßler-Salben

Man kann die Wirkung von Schüßler-Salben durch ätherische Öle unterstützen und die Cremes und Salben durch ätherische Öle duften lassen. Ätherische Öle sind stark duftende Bestandteile von Pflanzen, die meistens gewisse Heilwirkungen haben.

Ob man Schüßler-Salben mit ätherischen Ölen kombiniert oder nicht, ist eine Frage der persönlichen Einstellung.

Bei einer puristischen Einstellung wird man lieber auf die ätherischen Öle verzichten und ausschließlich auf die Heilwirkung der Schüßler-Salze setzen.

Wenn man jedoch gerne mehrere Heilmethoden miteinander kombiniert, kann man seine Salben und Cremes mit ätherischen Ölen anreichern. Dadurch erhält man außer dem Wohlgeruch und einer leichten konservierenden Wirkung auch spezielle Heilwirkungen, die von Öl zu Öl verschieden sind.

Pro Einzelanwendung braucht man etwa 1-3 Tropfen ätherische Öle.

Auf 50 ml Salbe nimmt man je nach Geschmack zwischen 10 und 50 Tropfen ätherische Öle.

Man kann die ätherischen Öle einfach beim Mischen der Salben zugeben und unterrühren.

Hier einige besonders beliebte ätherische Öle und ihre Hauptwirkungen:

Bergamotte	Antiseptisch, beruhigend, hautpflegend
Eukalyptus	Desinfizierend, schleimlösend, belebend
Kiefer	Antibakteriell, schleimlösend, schmerzstillend
Lavendel	Beruhigend, schmerzlindernd, wundheilend
Melisse	Beruhigend, krampflösend, ausgleichend
Minze	Antiseptisch, durchblutungsfördernd, kühlend
Rose	Beruhigend, entkrampfend, hautpflegend
Teebaum	Antiseptisch, schmerzlindernd, wundheilend

Schüßlersalze in Cremes einrühren

Schüßlersalze können in Cremes und Salben eingerührt werden, um die Wirkung dieser Salben mit der Wirkung der Schüßlersalze zu kombinieren. Man kann so seine bevorzugte Creme bereichern und ihr Wirkungsspektrum erweitern.

Weitere Gründe für das Einrühren von Schüßlersalz-Tabletten in Cremes können sein:

- Man hat keine Schüßler-Salben zur Verfügung.
- Man will Schüßlersalben aus den Ergänzungssalzen haben.
- Man will mehrere Schüßlersalze in einer Salbe kombinieren.
- Man braucht bestimmte Creme-Zutaten für seine Haut, die anders als käufliche Schüßlersalben sind.

Jedoch sind nicht alle Salben geeignet, um in Wasser aufgelöste Schüßler-Tabletten einzurühren.

Wenn einem das Selber-Einrühren der Schüßlersalze zu umständlich ist, kann man sich auch in manchen Apotheken solch eine Schüßler-Creme anrühren lassen.

In Creme-Salbe einrühren

Eine "echte" Salbe, im engeren Sinne, enthält nur fettlösliche Zutaten.

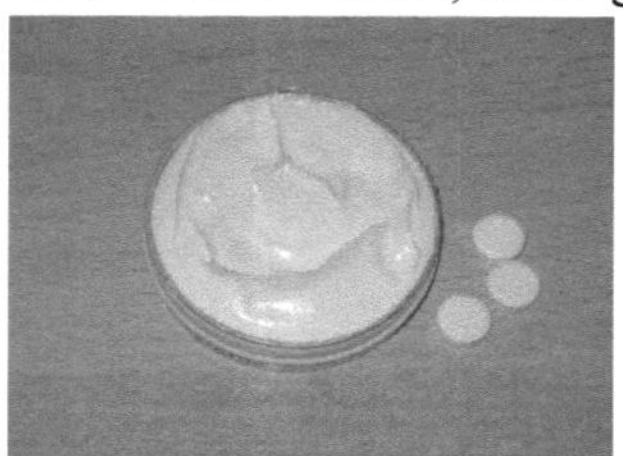

Wasserlösliche Zutaten können von solch einer Salbe nicht aufgenommen werden. In solche eine reine Fettsalbe kann man die Schüßlersalze nur trocken in die Salbe einrühren.

Häufig werden aber auch Cremes als "Salben" bezeichnet. Solche Cremes enthalten meist nur wenig Wasser, was sie relativ dick und zäh macht. Daher werden sie im Volksmund meistens "Salbe" genannt.

Solche wasserhaltigen "Salben" eignen sich bedingt, um in Wasser aufgelöste Schüßler-Tabletten einzurühren. Eine Alternative stellt das trockene Einrühren der Schüßlersalze dar.Je höher der Wasseranteil ist, desto einfacher ist es, die aufgelösten Tabletten einzurühren.

Wenn der Wasseranteil niedrig ist, die Creme also eher schwer und zäh, ist es etwas mühsam, die Flüssigkeit einzuarbeiten. In diesem Fall ist es wichtig, dass man das verwendete Wasser so gering wie möglich dosiert.

Anleitung

- Man braucht eine Creme-Salbe nach Wahl und 3 bis 5 Schüßlersalz-Tabletten. Als Potenz eignet sich die D3, aber auch die jeweilige Regelpotenz ist geeignet.
- Die Menge der Schüßlersalze hängt in erster Linie von der Menge der Creme ab.
- Man kann entweder nur eine Sorte der Salze verwenden oder eine Mischung aus mehreren Salzen.
- Außerdem braucht man eine winzige Menge Wasser, um die Tabletten aufzulösen.
- Am besten ist es, wenn man eine neue Salbe frisch öffnet.
- Man kann jedoch auch eine Salbe verwenden, die bereits angebraucht ist.
- Eventuell kann eine angebrauchte Creme etwas weniger haltbar sein als eine frische.
- Beim ersten Versuch, Schüßlersalze in eine Creme einzurühren, verwendet man am besten eine preiswerte Creme - zum Üben.
- Die Schüßlersalze-Tabletten werden in ein sehr kleines Schälchen gegeben oder auf einen großen Plastiklöffel.
- Dann gibt man ein wenig Wasser hinzu.
- Das Wasser sollte möglichst wenig sein, denn alles verwendete Wasser muss anschließend in die Creme eingearbeitet werden
- Das Wasser-Aufnahmevermögen von Salben-Cremes ist sehr begrenzt.
- Beim Auflösen kann man mit dem Stiel eines Plastiklöffels etwas nachhelfen.
- Die Tabletten beginnen schnell, sich aufzulösen.
- Wenn sich die Tabletten ganz aufgelöst haben, ist eine milchig-weiße Flüssigkeit entstanden.
- Für das Einrühren der Schüßlersalze in die Creme braucht man ein kleines Gefäß, dass die gesamte Creme gut fasst und noch etwas Platz zum Rühren lässt.
- Man gibt die Creme vollständig in das Rührgefäß.
- Dann wird es Zeit für das eigentliche Einrühren.
- Man gießt die aufgelösten Schüßlersalze-Tabletten auf die Creme.
- Dann verrührt man beides gründlich miteinander.
- Da eine Salben-Creme meistens einen niedrigeren Wasseranteil hat, oder wenn deren Emulgator nicht mehr aufnahmefähig ist, muss man

relativ intensiv und gründlich rühren, bis die gesamte Flüssigkeit aufgenommen worden ist.

- Wenn alles gut verrührt ist, wird die Salben-Creme wieder zurück in ihren Salbentiegel gegeben.
- Beim Abfüllen der Salben-Creme sollte man darauf achten, dass sich keine Luftlöcher bilden.
- Daher immer mal wieder ein wenig an die Ränder der Cremedose stopfen und rühren.
- Schließlich ist die Creme wieder vollständig in der Dose abgefüllt.

Fotoanleitung

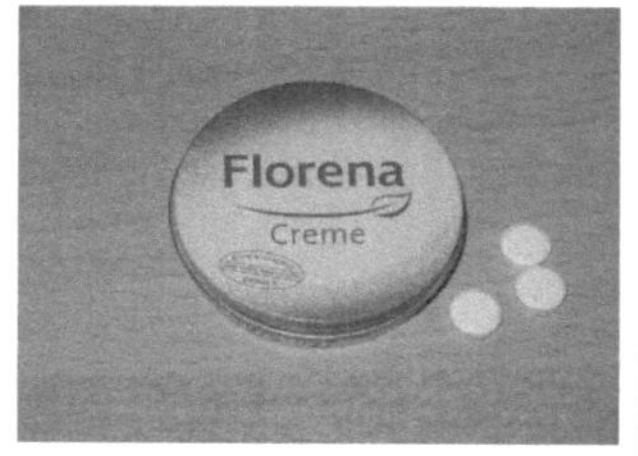	Man braucht eine Creme-Salbe nach Wahl und 3 bis 5 Schüßlersalz-Tabletten. Die Menge der Schüßlersalze hängt in erster Linie von der Menge der Creme ab. Man kann entweder nur eine Sorte der Salze verwenden oder eine Mischung aus mehreren Salzen. Außerdem braucht man eine winzige Menge Wasser, um die Tabletten aufzulösen.
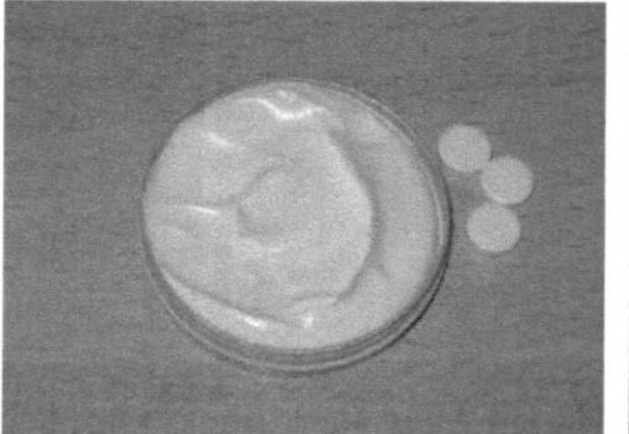	Am besten ist es, wenn man eine neue Salbe frisch öffnet. Man kann jedoch auch eine Salbe verwenden, die bereits angebraucht ist. Eventuell kann eine angebrauchte Creme jedoch etwas weniger haltbar sein.
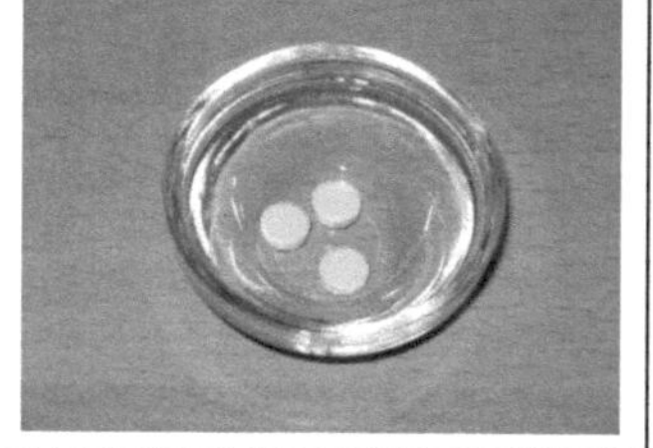	Die Schüßlersalze-Tabletten werden in ein sehr kleines Schälchen gegeben oder auf einen großen Plastiklöffel.

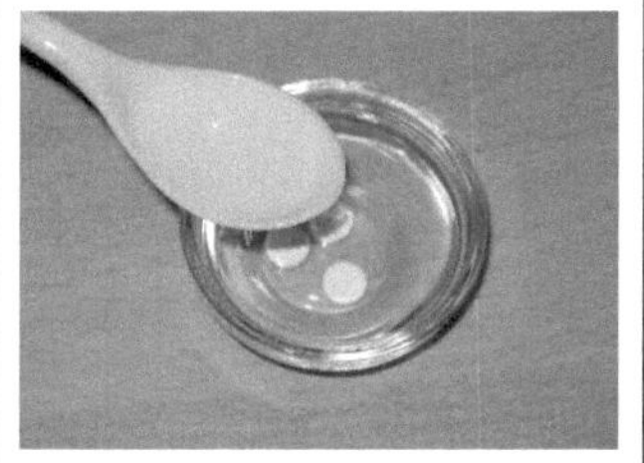	Dann gibt man ein wenig Wasser hinzu. Das Wasser sollte möglichst wenig sein, denn alles verwendete Wasser muss anschließend in die Creme eingearbeitet werden. Das Wasser-Aufnahmevermögen von Cremes ist begrenzt.
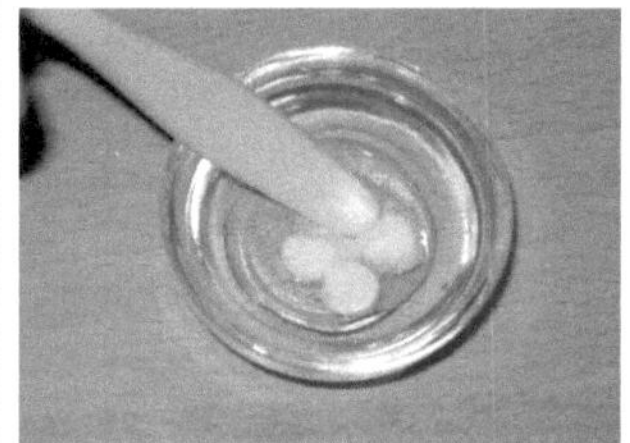	Beim Auflösen kann man mit dem Stiel eines Plastiklöffels etwas nachhelfen. Die Tabletten beginnen schnell, sich aufzulösen.
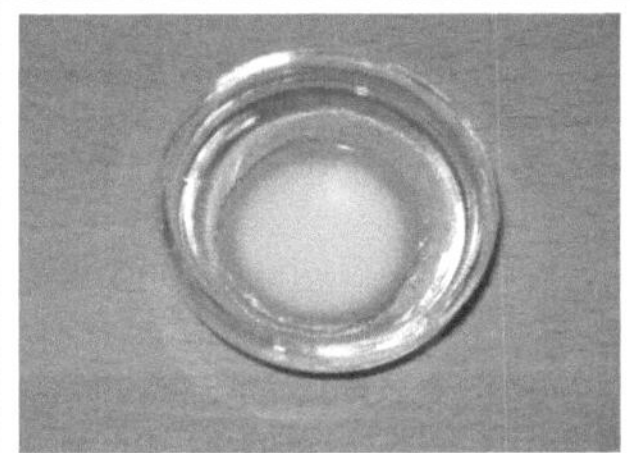	Wenn sich die Tabletten ganz aufgelöst haben, ist eine milchig-weiße Flüssigkeit entstanden.
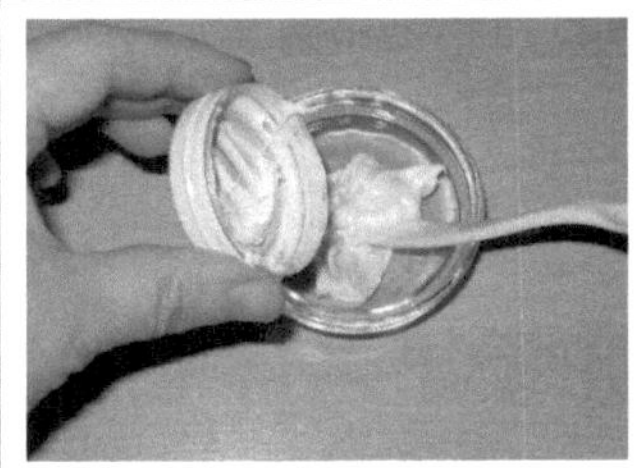	Für das Einrühren der Schüßlersalze in die Creme braucht man ein kleines Gefäß, dass die gesamte Creme gut fasst und noch etwas Platz zum Rühren lässt. Man gibt die Creme vollständig in das Rührgefäß.
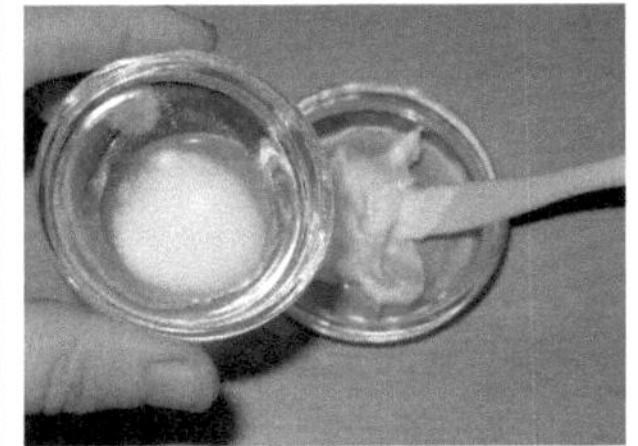	Dann wird es Zeit für das eigentliche Einrühren. Man gießt die aufgelösten Schüßlersalze-Tabletten auf die Creme.

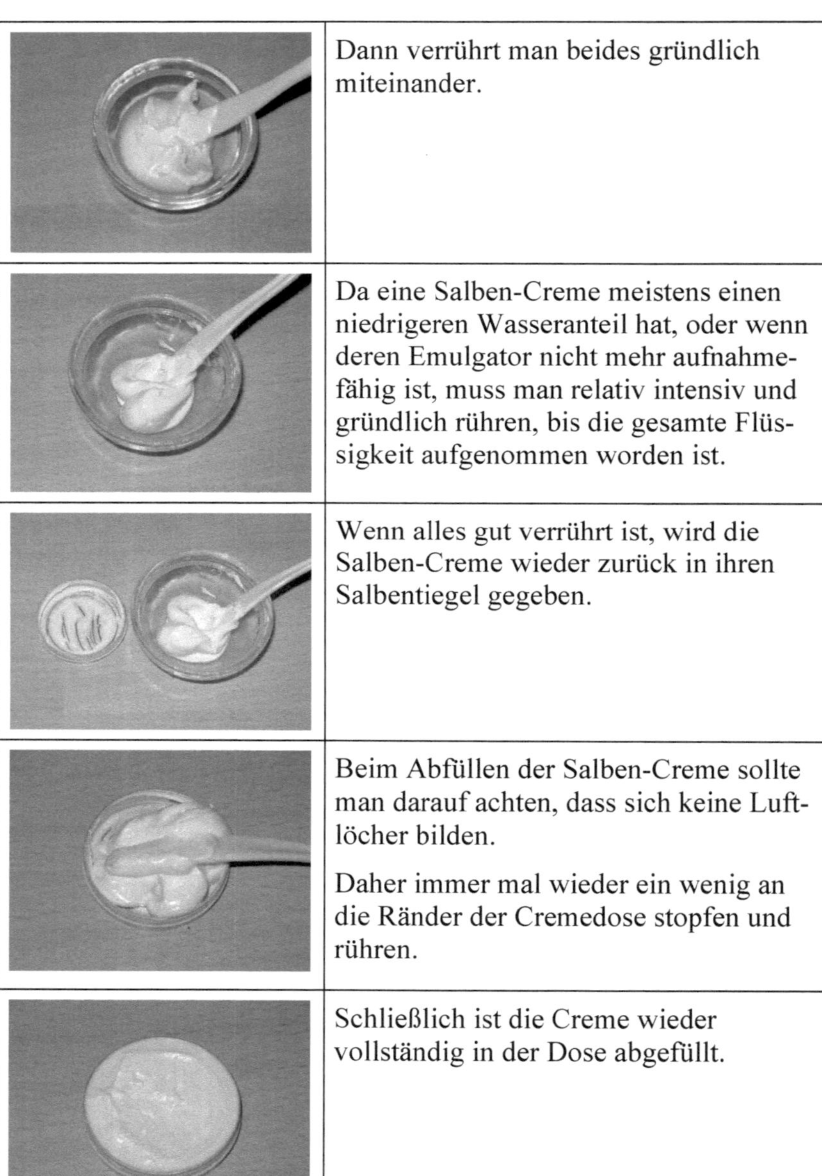

	Dann verrührt man beides gründlich miteinander.
	Da eine Salben-Creme meistens einen niedrigeren Wasseranteil hat, oder wenn deren Emulgator nicht mehr aufnahmefähig ist, muss man relativ intensiv und gründlich rühren, bis die gesamte Flüssigkeit aufgenommen worden ist.
	Wenn alles gut verrührt ist, wird die Salben-Creme wieder zurück in ihren Salbentiegel gegeben.
	Beim Abfüllen der Salben-Creme sollte man darauf achten, dass sich keine Luftlöcher bilden. Daher immer mal wieder ein wenig an die Ränder der Cremedose stopfen und rühren.
	Schließlich ist die Creme wieder vollständig in der Dose abgefüllt.

Trocken in Salbe einrühren

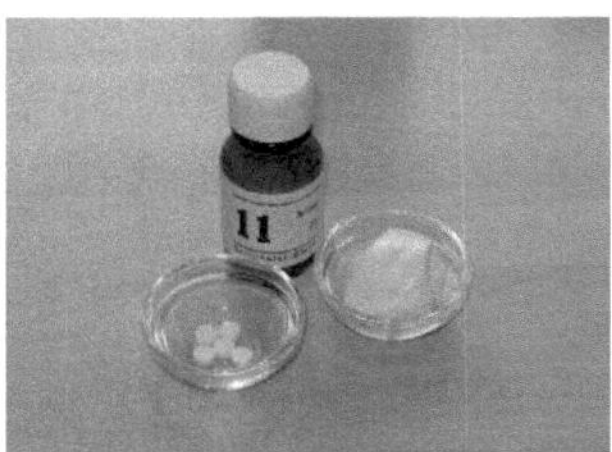

Bei Cremes oder Salben mit einem sehr geringen Wasseranteil, oder gar ganz ohne Wasseranteil, kann es sinnvoll sein, die Schüßlersalze „trocken“ in die Salbe einzurühren.

Mit „trocken“ ist hierbei gemeint, dass die Schüßlersalz-Tabletten nicht in Wasser aufgelöst, sondern möglichst fein pulverisiert werden. Das Pulver wird dann in die Salbe eingerührt.

Der Vorteil bei dieser Trockeneinrühr-Methode ist, dass man keine Probleme hat, dass die Salbe die in Wasser angerührten Schüßlersalze möglicherweise nicht aufnimmt.

Der Nachteil ist eine eventuelle Körnigkeit der Schüßlersalze in der Salbe. Wenn man die Tabletten nicht fein genug pulverisiert, spürt man feine Körner beim Auftragen der Salbe.

Daher gilt es abzuwägen, ob die Einrührmethode mit in Wasser aufgelösten Schüßlersalzen oder die Trockeneinrühr-Methode für den persönlichen Bedarf besser geeignet ist.

Als Potenz für die Schüßlersalze eignet sich die D3, aber auch die jeweilige Regelpotenz ist geeignet.

Anleitung

- Stellen Sie die Zutaten bereit.
- Geben Sie drei bis fünf Schüßlersalz-Tabletten in ein sehr kleines Schälchen oder einen Mörser.
- Ein Eierbecher kann auch verwendet werden.
- Zerdrücken Sie die Schüßlersalze-Tabletten mit einem Plastiklöffel oder dem Pistill des Mörsers.
- Die Schüßlersalz-Tabletten sollten möglichst fein pulverisiert werden.
- Von der Feinheit des Pulvers hängt es später ab, wie angenehm sich die Creme auftragen lässt.
- Geben Sie die Creme bzw. Salbe in ein weiteres Schälchen.
- Streuen Sie das Schüßlersalz-Pulver über die Creme.
- Verrühren Sie das Pulver gründlich mit der Creme.

- Je ausführlicher Sie umrühren, desto besser vermischen sich Pulver und Creme.
- Füllen Sie die fertig eingerührte Creme in einen Salbentiegel.
- Verschließen Sie den Salbentiegel und beschriften Sie ihn mit Inhalt und Datum.

Fotoanleitung

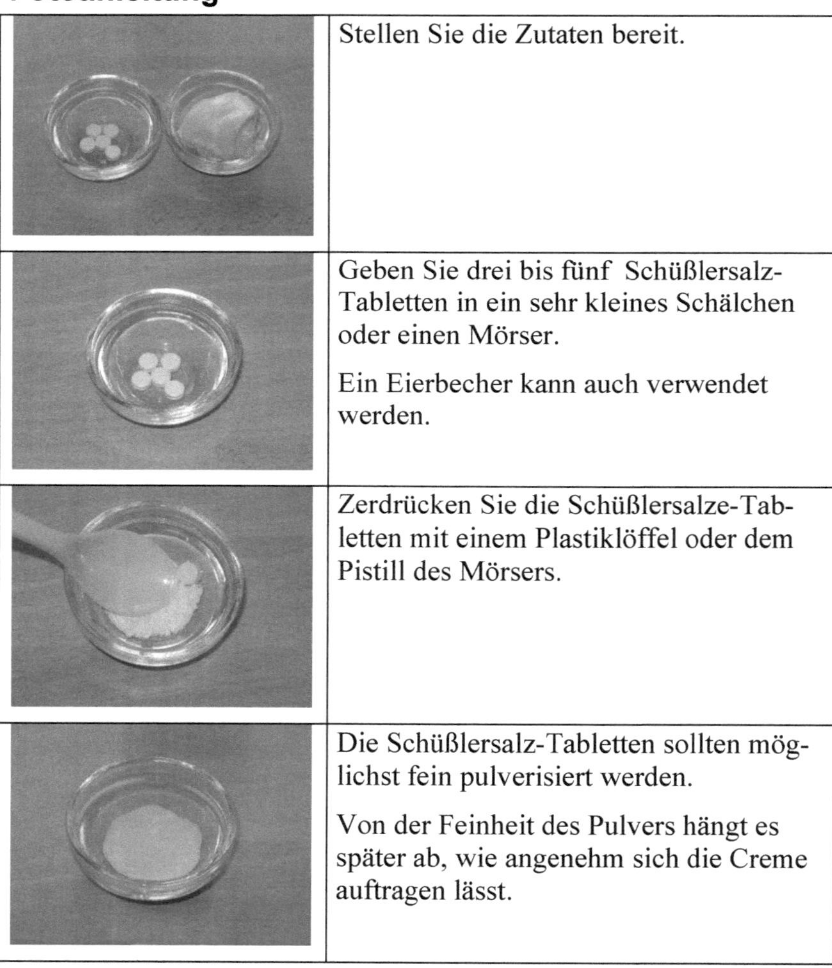

	Stellen Sie die Zutaten bereit.
	Geben Sie drei bis fünf Schüßlersalz-Tabletten in ein sehr kleines Schälchen oder einen Mörser. Ein Eierbecher kann auch verwendet werden.
	Zerdrücken Sie die Schüßlersalze-Tabletten mit einem Plastiklöffel oder dem Pistill des Mörsers.
	Die Schüßlersalz-Tabletten sollten möglichst fein pulverisiert werden. Von der Feinheit des Pulvers hängt es später ab, wie angenehm sich die Creme auftragen lässt.

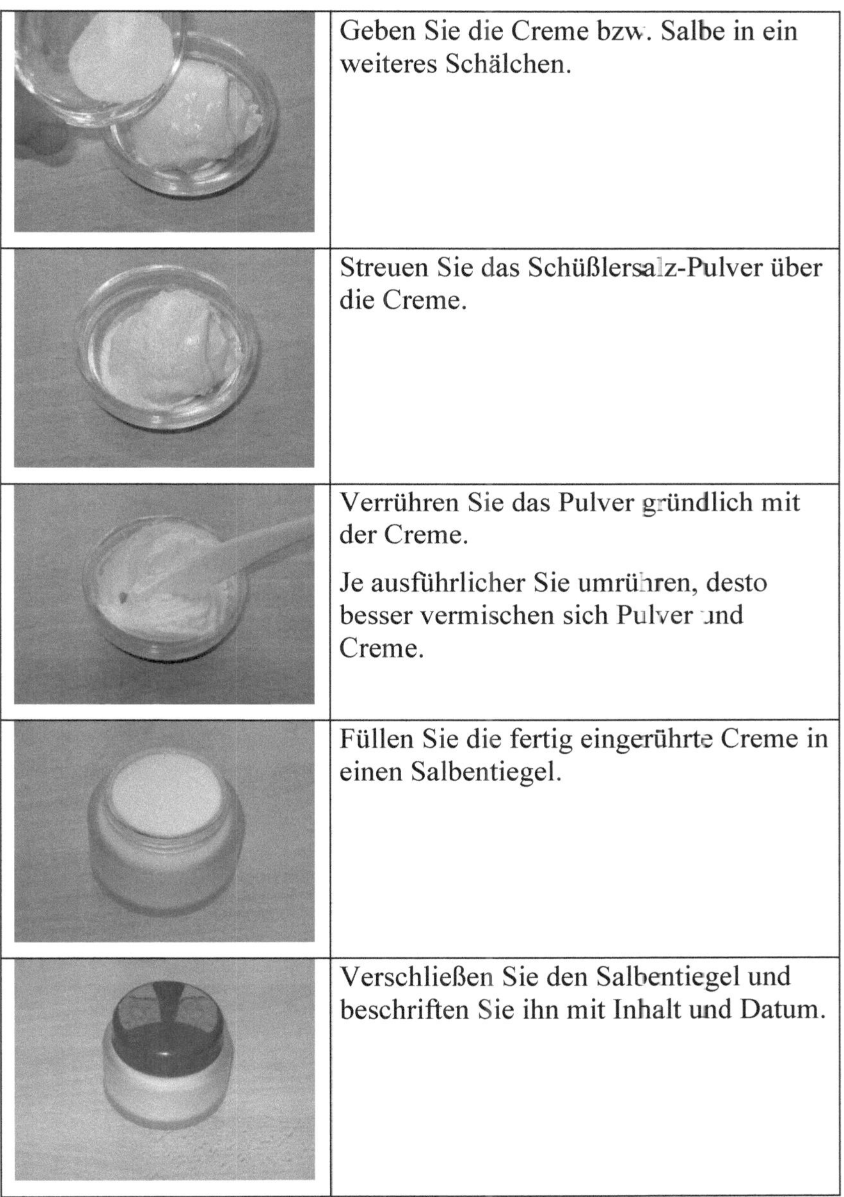

	Geben Sie die Creme bzw. Salbe in ein weiteres Schälchen.
	Streuen Sie das Schüßlersalz-Pulver über die Creme.
	Verrühren Sie das Pulver gründlich mit der Creme. Je ausführlicher Sie umrühren, desto besser vermischen sich Pulver und Creme.
	Füllen Sie die fertig eingerührte Creme in einen Salbentiegel.
	Verschließen Sie den Salbentiegel und beschriften Sie ihn mit Inhalt und Datum.

In Gesichtscreme einrühren

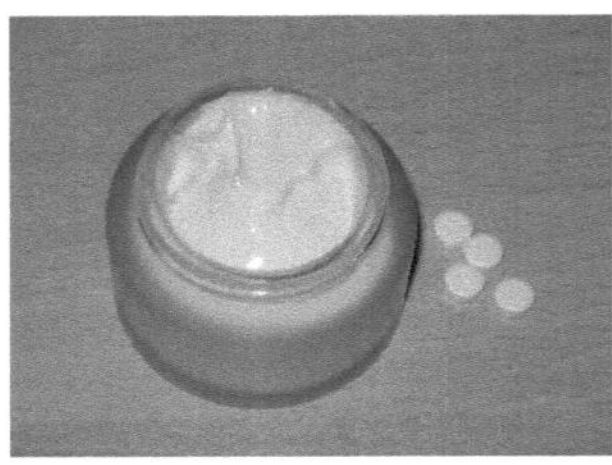

Wenn man seine Lieblings-Gesichtscreme um die Wirkungen der Schüßlersalze erweitern will, dann kann man Schüßlersalz-Tabletten in die Creme einrühren.

Diese Vorgehensweise ist sozusagen ein Mittelding zwischen fertig gekauften Schüßler-Cremes und vollständig selbst angerührten Cremes.

Ein großer Vorteil des Einrührens der Schüßlersalze in die eigene Lieblingscreme ist auch, dass man die liebgewonnenen Vorteile der persönlichen Lieblingscreme nutzen kann.

Ein potentieller Nachteil sollte aber auch nicht verschwiegen werden: Die Haltbarkeit der Creme kann durch den Eingriff des Einrührens deutlich geringer werden. Je nachdem, wie sauber man arbeitet und wie empfindlich die Creme ist, kann es deutlich schneller zu einem Verderben der Creme kommen, beispielsweise durch Schimmelbildung.

Für eine Gesichtscreme eignen sich besonders folgende Schüßlersalze:

- Nr. 6. Kalium Sulfuricum: Trockene Haut
- Nr. 9. Natrium Phosphoricum: Hautunreinheiten
- Nr. 11. Silicea: Falten

Aber auch die anderen Schüßler-Salze haben der Gesichtshaut einiges zu bieten, vor allem, wenn man unter ernsthafteren Hautproblemen wie beispielsweise Ekzemen (Nr. 2) leidet.

Außer zur Gesichtspflege kann man Cremes mit eingerührten Schüßler-Salzen auch zur Behandlung anderer Hautbereiche einsetzen.

Die Anleitung auf dieser Seite hier zeigt das Einrühren von Schüßlersalzen in eine leichte, wasserreiche Creme.

Anleitung

- Als Creme verwendet man eine handelsübliche wasserreiche Creme, beispielsweise die bevorzugte Gesichtscreme.
- Hinzu kommen 3 - 5 Schüßlersalz-Tabletten nach Wahl. Als Potenz eignet sich die D3, aber auch die jeweilige Regelpotenz ist geeignet.

- Man kann entweder nur eine Sorte der Salze verwenden oder eine Mischung aus mehreren Salzen.
- Außerdem braucht man eine winzige Menge Wasser, um die Tabletten aufzulösen.
- Am besten ist es, wenn man eine neue Creme frisch öffnet.
- Man kann jedoch auch eine Creme verwenden, die bereits angebraucht ist. Eventuell kann eine angebrauchte Creme etwas weniger haltbar sein als eine frische.
- Beim ersten Versuch, Schüßlersalze in eine Creme einzurühren, verwendet man am besten eine preiswerte Creme - zum Üben.
- Die Schüßlersalze-Tabletten werden in ein sehr kleines Schälchen gegeben oder auf einen großen Plastiklöffel.
- Dann gibt man ein wenig Wasser hinzu.
- Das Wasser sollte möglichst wenig sein, denn alles verwendete Wasser muss anschließend in die Creme eingearbeitet werden. Das Wasser-Aufnahmevermögen von Cremes ist begrenzt.
- Die Tabletten beginnen schnell, sich aufzulösen.
- Beim Auflösen kann man mit dem Stiel eines Plastiklöffels etwas nachhelfen.
- Wenn sich die Tabletten ganz aufgelöst haben, ist eine milchigweiße Flüssigkeit entstanden.
- Für das Einrühren der Schüßlersalze in die Creme braucht man ein kleines Gefäß, dass die gesamte Creme gut fasst und noch etwas Platz zum Rühren lässt.
- Man gibt die Creme vollständig in das Rührgefäß.
- Dann wird es Zeit für das eigentliche Einrühren.
- Man gießt die aufgelösten Schüßlersalze-Tabletten auf die Creme.
- Dann verrührt man beides gründlich miteinander.
- Wenn die Creme einen hohen Wasseranteil enthält, lässt sich die Flüssigkeit meistens gut und schnell einrühren.
- Bei niedrigerem Wasseranteil der Creme oder wenn deren Emulgator nicht mehr aufnahmefähig ist, muss man etwas intensiver rühren, bis die gesamte Flüssigkeit aufgenommen worden ist.
- Wenn alles gut verrührt ist, wird die Creme wieder zurück in ihren Salbentiegel gegeben.
- Beim Abfüllen der Creme sollte man darauf achten, dass sich keine Luftlöcher bilden.
- Daher immer mal wieder ein wenig an die Ränder der Cremedose stopfen und rühren.

- Schließlich ist die Creme wieder vollständig in der Dose abgefüllt.
- Man kann die selbsteingerührte Schüßler-Creme jetzt ganz normal als Gesichtscreme nutzen.
- Auch das Auftragen auf erkrankte Hautstellen ist möglich.
- Die Anwendung hängt von der verwendeten Creme und den eingerührten Schüßlersalzen ab.

Foto-Anleitung

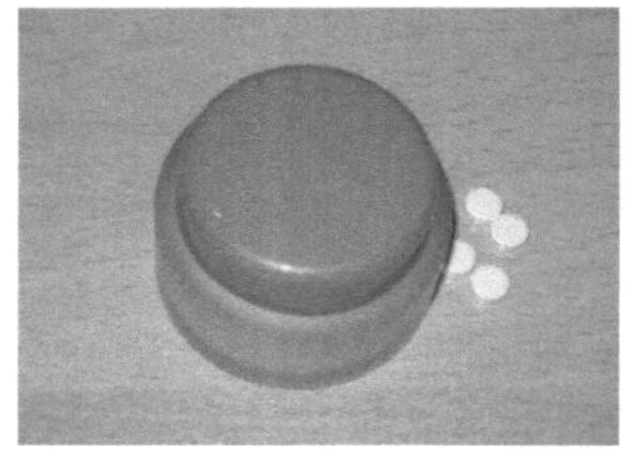	Als Creme verwendet man eine handelsübliche wasserreiche Creme, beispielsweise die bevorzugte Gesichtscreme. Hinzu kommen 3 - 5 Schüßlersalz-Tabletten nach Wahl. Als Potenz eignet sich die D3, aber auch die jeweilige Regelpotenz ist geeignet. Man kann entweder nur eine Sorte der Salze verwenden oder eine Mischung aus mehreren Salzen. Außerdem braucht man eine winzige Menge Wasser, um die Tabletten aufzulösen.
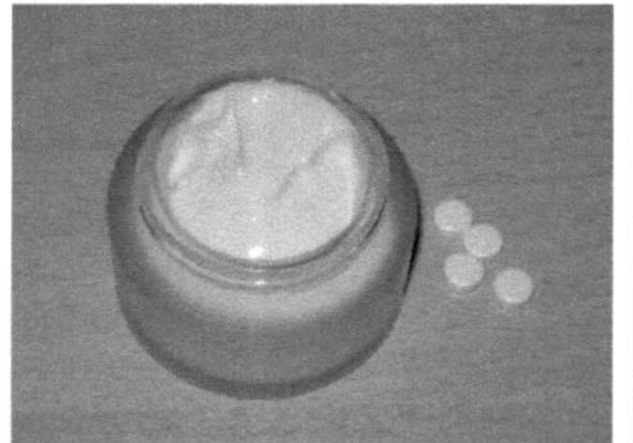	Am besten ist es, wenn man eine neue Creme frisch öffnet. Man kann jedoch auch eine Creme verwenden, die bereits angebraucht ist. Eventuell kann eine angebrauchte Creme etwas weniger haltbar sein als eine frische. Beim ersten Versuch, Schüßlersalze in eine Creme einzurühren, verwendet man am besten eine preiswerte Creme - zum Üben.

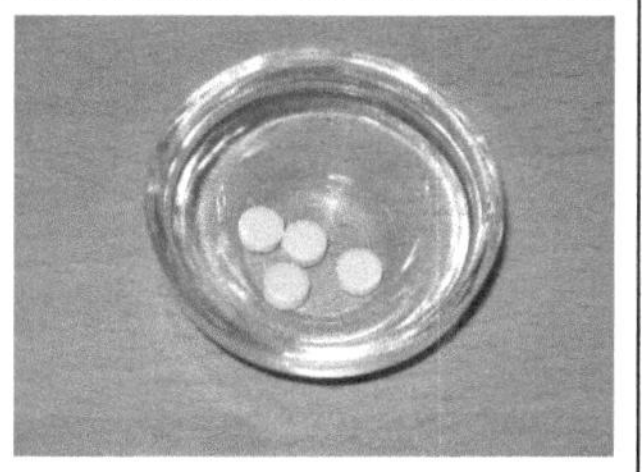	Die Schüßlersalze-Tabletten werden in ein sehr kleines Schälchen gegeben oder auf einen großen Plastiklöffel.
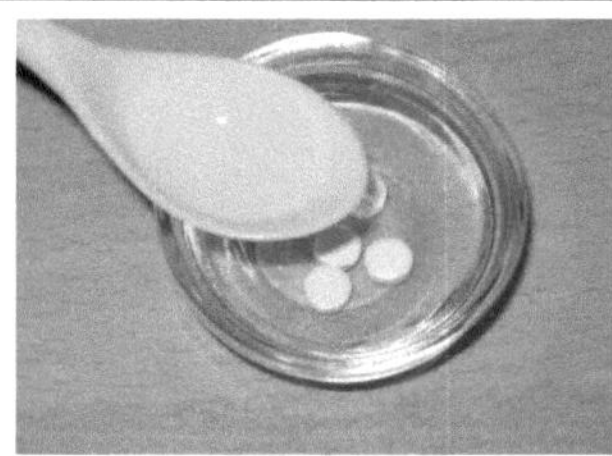	Dann gibt man ein wenig Wasser hinzu. Das Wasser sollte möglichst wenig sein, denn alles verwendete Wasser muss anschließend in die Creme eingearbeitet werden. Das Wasser-Aufnahmevermögen von Cremes ist begrenzt.
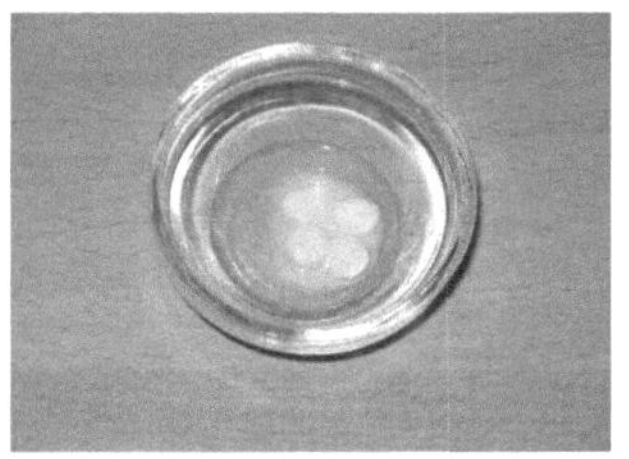	Die Tabletten beginnen schnell, sich aufzu-lösen.
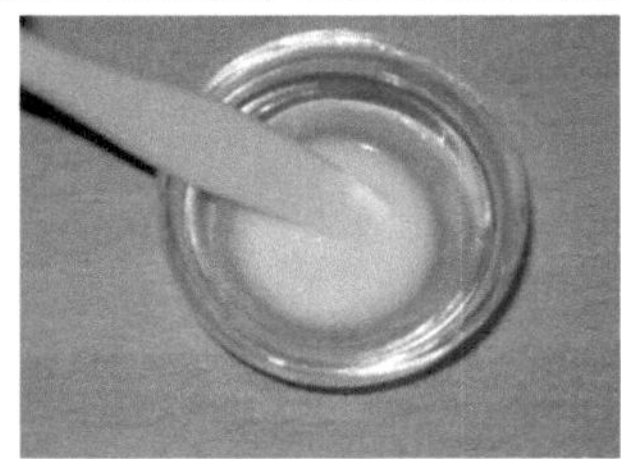	Beim Auflösen kann man mit dem Stiel eines Plastiklöffels etwas nachhelfen. Wenn sich die Tabletten ganz aufgelöst haben, ist eine milchigweiße Flüssigkeit entstanden.
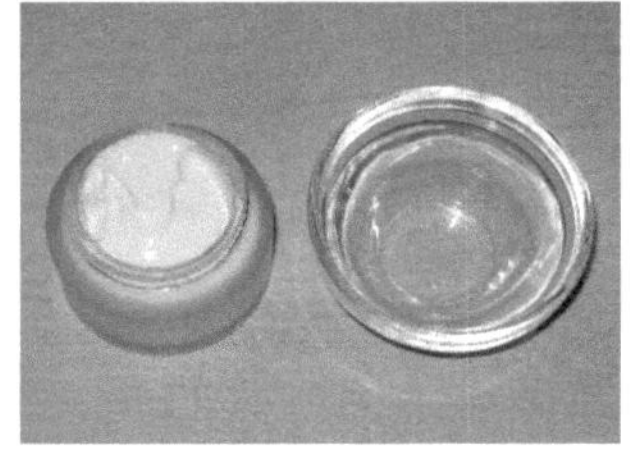	Für das Einrühren der Schüßlersalze in die Creme braucht man ein kleines Gefäß, dass die gesamte Creme gut fasst und noch etwas Platz zum Rühren lässt.

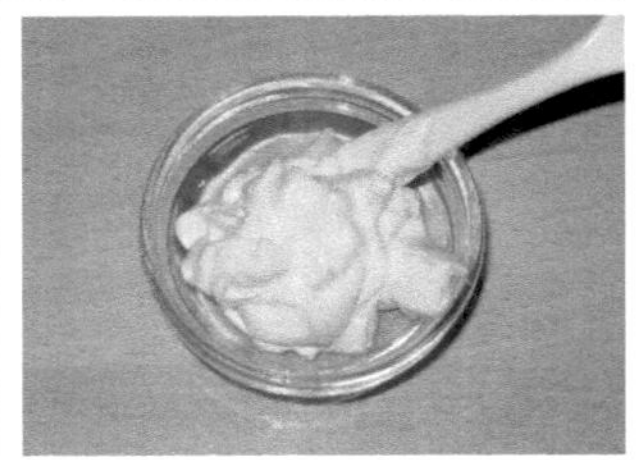	Man gibt die Creme vollständig in das Rührgefäß.
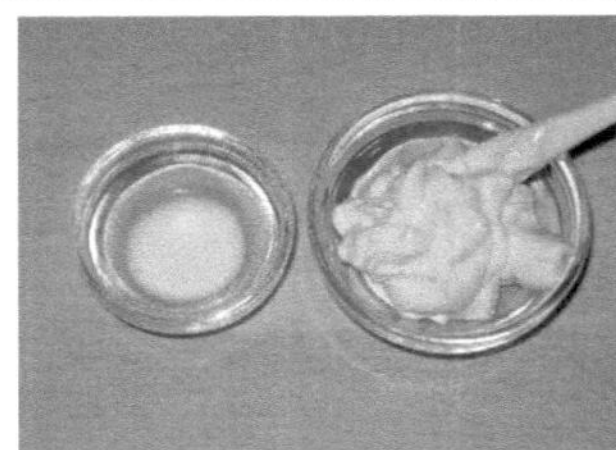	Dann wird es Zeit für das eigentliche Einrühren.
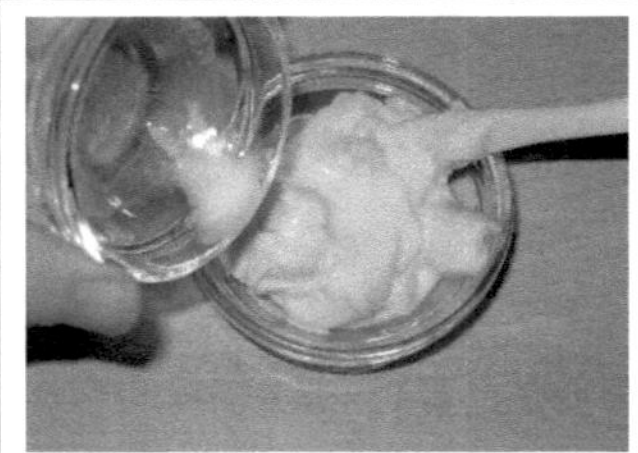	Man gießt die aufgelösten Schüßlersalze-Tabletten auf die Creme.
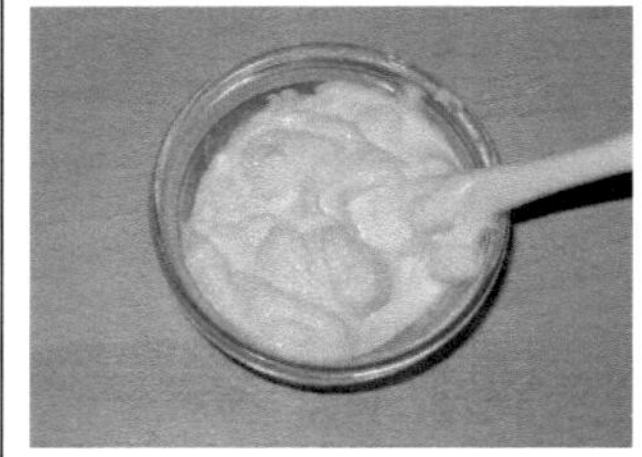	Dann verrührt man beides gründlich miteinander. Wenn die Creme einen hohen Wasseranteil enthält, lässt sich die Flüssigkeit meistens gut und schnell einrühren. Bei niedrigerem Wasseranteil der Creme oder wenn deren Emulgator nicht mehr aufnahmefähig ist, muss man etwas intensiver rühren, bis die gesamte Flüssigkeit aufgenommen worden ist.

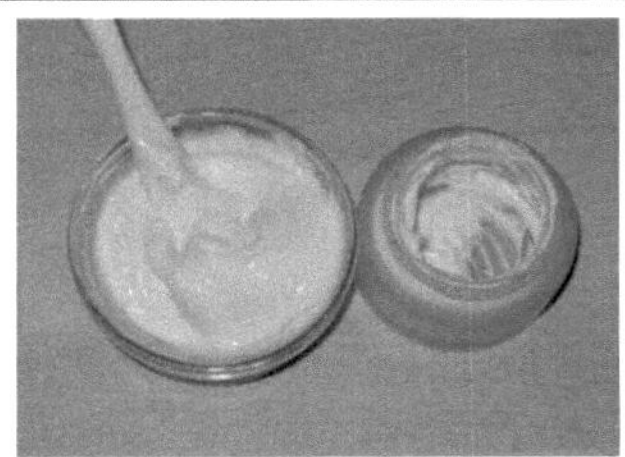	Wenn alles gut verrührt ist, wird die Creme wieder zurück in ihren Salbentiegel gegeben.
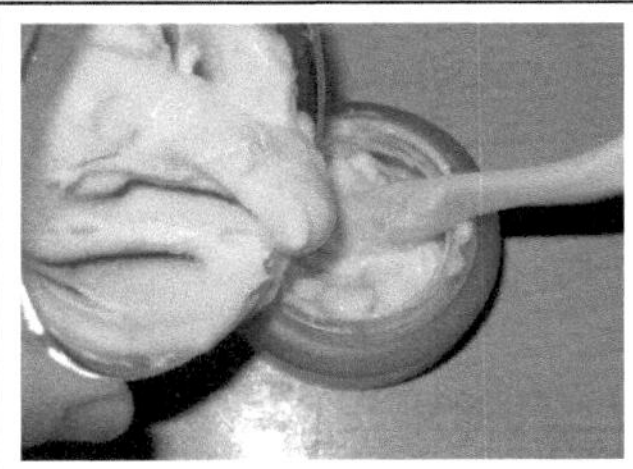	Beim Abfüllen der Creme sollte man darauf achten, dass sich keine Luftlöcher bilden. Daher immer mal wieder ein wenig an die Ränder der Cremedose stopfen und rühren.
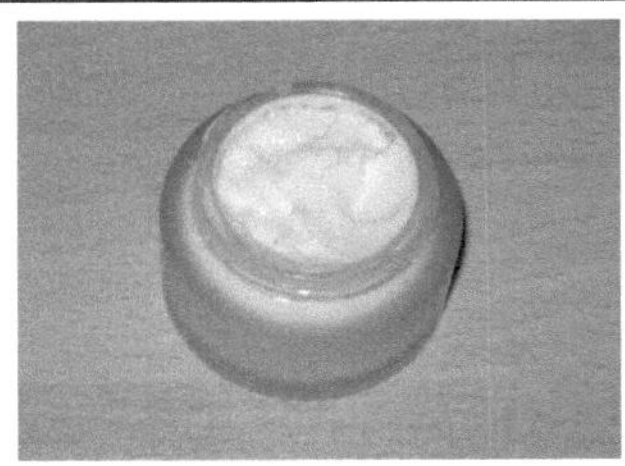	Schließlich ist die Creme wieder vollständig in der Dose abgefüllt.
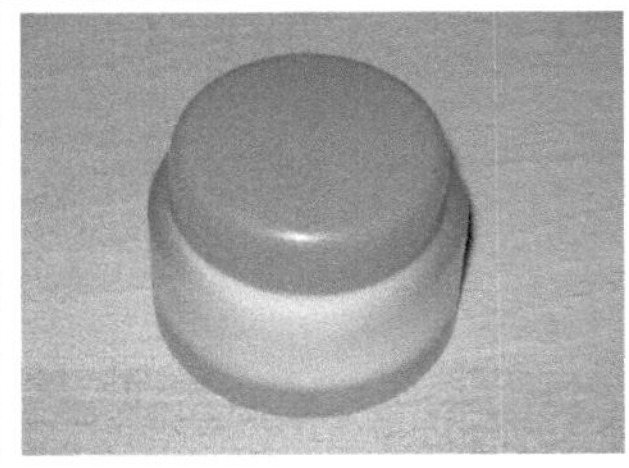	Man kann die selbsteingerührte Schüßler-Creme jetzt ganz normal als Gesichtscreme nutzen. Auch das Auftragen auf erkrankte Hautstellen ist möglich. Die Anwendung hängt von der verwendeten Creme und den eingerührten Schüßlersalzen ab.

Schüßler-Cremes selbstgemacht

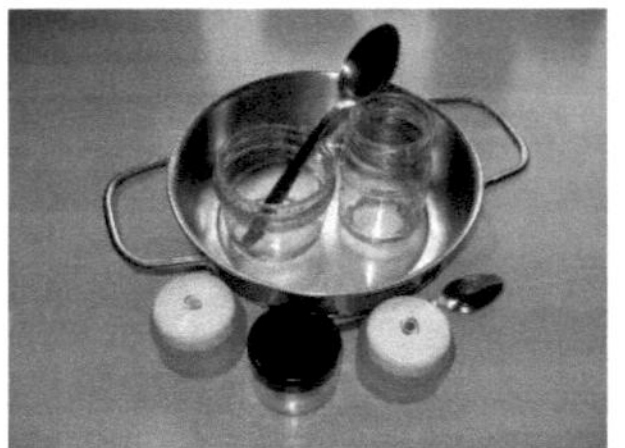

Cremes kann man relativ einfach selber herstellen.

In solche selbst hergestellten Cremes kann man Schüßlersalze einarbeiten. Dadurch erhält man selbst gemachte Schüßler-Cremes.

Der Vorteil an den selbstgemachten Schüßler-Cremes ist vor allem, dass man Kontrolle über die Auswahl der Zutaten hat. Man kann also beispielsweise auf mineralöl-haltige Zutaten verzichten und stattdessen natürliche Zutaten wie Pflanzenöl und Bienenwachs verwenden.

Grundlagen

Bevor man sich erstmals an die Herstellung einer Creme wagt, ist es sinnvoll, sich zunächst über ein paar wenige Grundlagen zu informieren.

Dann gelingt die Cremeherstellung mit Leichtigkeit und ist von Erfolg gekrönt.

Mengen

Mit den Mengen sollte man bei der Cremezubereitung sehr genau sein.

Man muss die Zutaten nicht auf die Goldwaage legen, aber sie sollten in etwa aufs Gramm genau abgewogen werden.

Für den Anfang empfehle ich folgende Geräte zum Messen der Mengen:

- Messlöffel (2 ml ~ 2 gr)
- Messbecher ca. 20 ml
- Messbecher ca. 100 ml
- Diabetiker-Waage (wenn möglich)

Kochvorgang

Meistens erhitze ich die Salbenbestandteile in simplen Marmeladengläsern, die in einer wassergefüllten Pfanne erhitzt werden. Hitzefeste Spezialgläser sind natürlich schicker, aber wenn sie sauber sind, sind Marmeladengläser durchaus brauchbar.

Cremes

Cremes bestehen aus einer Fettphase, einer Wasserphase und einem Emulgator, der die beiden verbindet.

Durch den Emulgator können sich Fett und Wasser verbinden und es entsteht die gewohnte cremeartige Konsistenz.

Sauberkeit

In der Salbenküche ist das Wichtigste, dass man so hygienisch wie möglich arbeitet.

Die Arbeitsfläche muss sauber sein und alle Geräte möglichst heiß abgewaschen werden; Spülmittelreste und Dreck müssen unbedingt abgewaschen werden, sonst werden die Cremes schnell schimmelig.

Werkzeuge

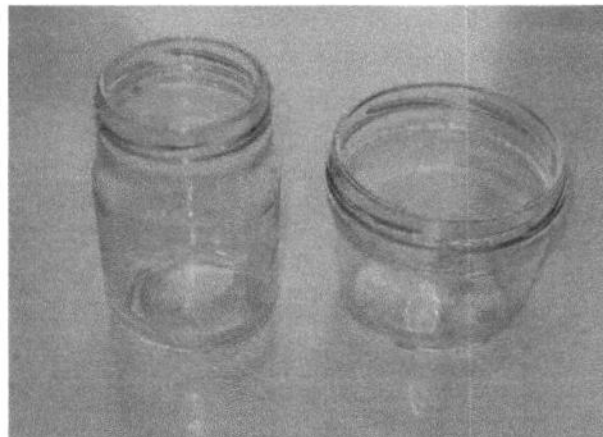

Schon mit einfachen Mitteln kann man Cremes selbst herstellen.

Natürlich kann man sich auch schickes Werkzeug speziell für diesen Zweck anschaffen, das hat dann auch gewisse Vorteile, ist aber nicht unbedingt in vollem Maße nötig.

Vor allem, wenn man das Geheimnis der Salbenküche erstmal unverbindlich ausprobieren will, ist es ganz hilfreich, wenn man nicht erst hunderte von Euros in die Ausstattung stecken muss.

Grundausstattung für Sparsame

- 3 saubere Marmeladen-Gläser
- 1 Pfanne
- 1 sauberen Esslöffel
- 1 Messlöffel, 2 ml
- 1 Meßbecher, 100 ml
- Gefäße für die Salben

Ergänzung für Interessierte

- 1 Meßbecher, 20 ml
- 1 Diabetiker-Waage, 250 g
- 2 feuerfeste Gläser, min. 100 ml

- 2 Glasrührstäbe (Achtung, leicht zerbrechlich)
- 1 Mixer mit einem einzelnen Rühreinsatz oder kleiner Milchaufschäumer
- 1 Thermometer (ca. 0 - 150 °C)

Darüberhinaus kann man sich noch unendlich weiter ausstatten, aber das werden Sie selber sehen, was Sie zusätzlich noch brauchen.

Material für die Salbenküche

Das Material für die Salbenküche ist mannigfaltig. Es gibt einige Grundsubstanzen, die regelmäßig verwendet werden, aber auch etliche selten benutzten Spezialstoffe.

Pflanzenöl

Pflanzenöle können fast alle empfohlen werden.

- Besonders edel sind Mandelöl und Jojobaöl.
- Olivenöl hat eine große Heilkraft.
- Sonnenblumenöl und Rapsöl sind preiswert und leicht.
- Andere Pflanzenöle sind auch geeignet.

Konsistenzgeber

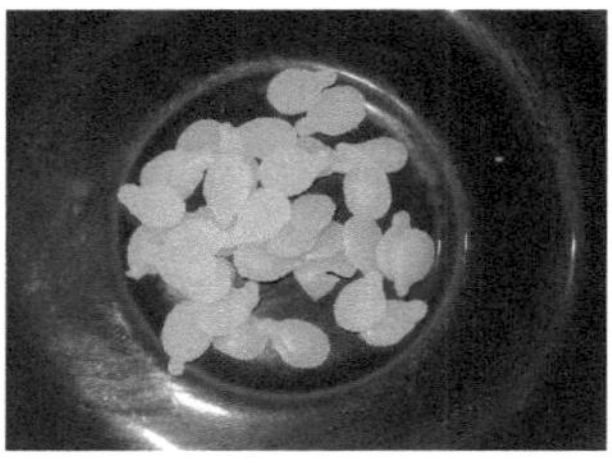

Konsistenzgeber sind all die Stoffe, die die Mischung aus Öl und Wasser, bzw. Öl alleine eine schmierbare Creme bzw. Salbe machen.

Sie machen die Gesamtmischung dicker.

Die unterschiedlichen Konsistenzgeber wirken und verhalten sich unterschiedlich. In einer Salbe oder Creme können mehrere Konsistenzgeber gemischt werden.

- Bienenwachs hat eine gute Schutzwirkung, bleibt als Film schützend stehen und härtet recht stark.
- Kakaobutter fettet nachhaltig, macht die Creme geschmeidig und härtet nur wenig.
- Sheabutter ist besonders hautfreundlich, macht die Creme sahnig und härtet nur wenig.
- Lanolin pflegt die Haut, macht die Creme etwas zäh und schützend und härtet nur wenig.

- Cetylalkohol zieht sehr gut ein, macht leichte Cremes, bindet viel Wasser und härtet stark.
- Xanthan ist ein Gelbildner, der normalerweise für Lebensmittel verwendet wird.

Emulgatoren

Emulgatoren sind das Geheimnis, das den Unterschied zwischen Salbe und Creme ausmacht.

Sie sind in der Lage Fett- und Wassermoleküle zu verbinden.

Lanolin anhydrid

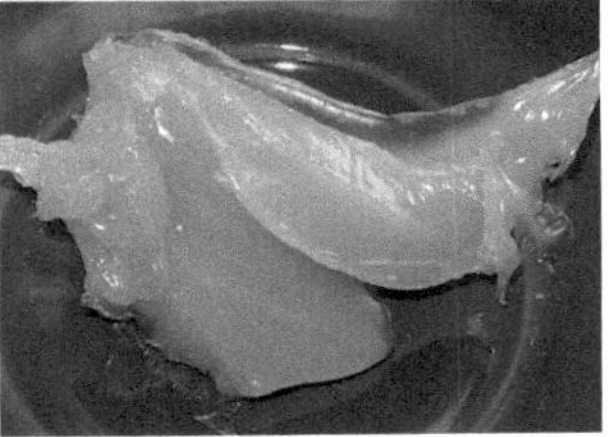

Lanolin (=Wollwachs) ohne Wasser (=anhydrid) ist ein natürlicher Emulgator. Daraus kann man eine fettreiche Creme herstellen.

Lanolin hat zudem eine ausgeprägte pflegende Wirkung, es stellt also gleichsam einen Wirkstoff dar.

Manche Menschen reagieren allergisch auf Lanolin, aber die meisten vertragen es sehr gut.

Tegomuls

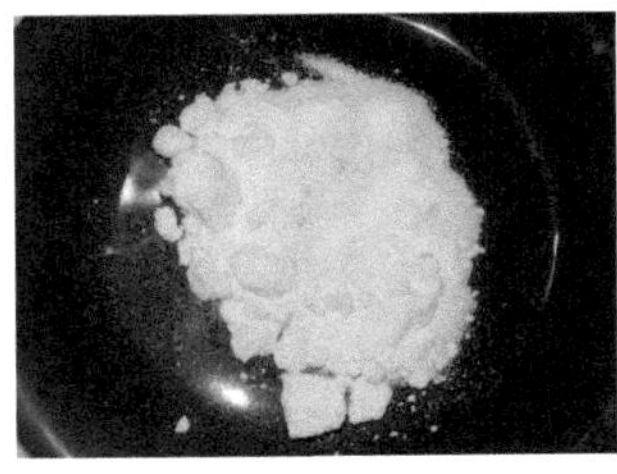

Tegomuls ist ein Emulgator, mit dem man wasserreiche Cremes herstellen kann.

Die entstehenden Cremes werden Öl-in-Wasser-Cremes, die sich als Gesichtscremes eignen.

Wasser

Für eine Wasserphase braucht man meistens Wasser.

Wenn man ganz sicher gehen will, kann man destilliertes Wasser nehmen.

Ich habe jedoch seit langem gute Erfahrungen mit einfachem stillen Mineralwasser gemacht.

Wenn man sich etwas gönnen will, kann man statt Mineralwasser auch Rosenwasser oder Orangenblütenwasser einsetzen.

Für unreine Haut eignet sich auch Hamameliswasser.

Haltbarkeit

Selbstgemachte Cremes sind leider meistens nicht lange haltbar.

Wie lange sie genau halten, hängt von mehreren Faktoren ab, darunter in erster Linie viel Glück.

Manch eine Creme bleibt nur wenige Tage gut, manch andere hält sich ein Jahr. Häufige Haltbarkeitszeiten für selbst gemachte Cremes liegen zwischen zwei Wochen und drei Monaten.

Wichtig für die Haltbarkeit ist vor allem, wie hygienisch man bei der Zubereitung arbeitet.

Am besten wäscht man alle verwendeten Gerätschaften vorher in der Spülmaschine oder von Hand mit besonders heißem Wasser.

Cremes, Lotionen und Gele mit einem hohen Wasseranteil werden schneller schlecht als Cremes mit niedrigem Wasseranteil oder Salben ganz ohne Wasser.

Häufig verwendet man bei selbst gemachter Kosmetik keine speziellen Konservierungsmittel, um die Cremes so natürlich wie möglich zu belassen.

Ätherische Öle wirken jedoch als milde Konservierungsmittel, neben ihrem Duft und ihren jeweiligen Heilwirkungen.

Bezugsquellen

Zutaten für einfache reine Fett-Salben bekommt man in Lebensmittelläden und in Apotheken.

Bienenwachs, Kakaobutter, Sheabutter, wasserfreies Wollwachs und Tegomuls kann man in Läden wie Spinnrad kaufen.

Auch in Apotheken kann man sich die Zutaten bestellen.

Schüßler-Heilcreme

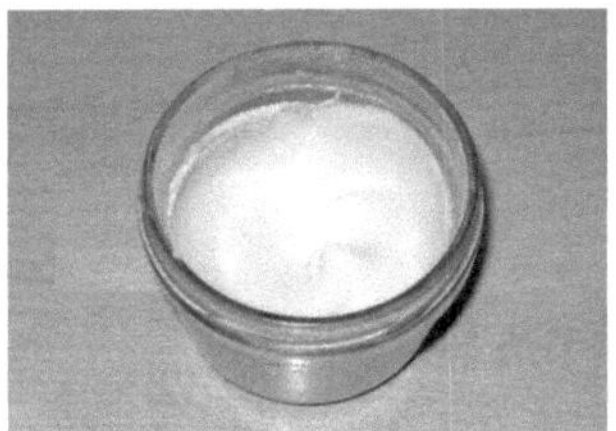

Nachfolgend finden Sie ein Rezept für eine Schüßlersalze-Heilcreme, die Lanolin als Emulgator verwendet und daher relativ viel Fett und eher wenig Wasser enthält.

Sie eignet sich zur Behandlung von Wunden, Hautentzündungen, Ekzemen und Erkrankungen des Bewegungsapparates.

Auswahl der Schüßler-Salze

Die Auswahl der Schüßlersalze hängt vom jeweiligen Bedarf ab. Sie können die Schüßlersalze entsprechend der passenden Anwendungsgebiete auswählen. Die Salze können einzeln ausgewählt werden oder auch als Mischung, wenn Sie die Wirkung mehrerer Salze kombinieren wollen. Bei Mischungen sollte die Gesamtzahl der Tabletten den Angaben im Rezept entsprechen.

Ein besonderer Vorteil der selbstgemachten Schüßler-Cremes ist, dass man auch die Ergänzungssalze einarbeiten kann.

Zutaten für die Schüßlersalze-Heilcreme

- 30 ml gutes Pflanzenöl
- 15 gr Lanolin ohne Wasser (Wollwachs)
- 2 - 5 gr Bienenwachs (abhängig von der Wassermenge)
- 10 - 30 ml stilles Mineralwasser oder Hamamelis-Wasser
- 3 - 5 Schüßler-Tabletten nach Wahl (D3 oder Regelpotenz)
- Evtl. 20 - 30 Tropfen ätherische Öle nach Wahl.

Wassermenge

Über die Wassermenge kann man die Beschaffenheit der Creme steuern. Mit weniger Wasser wird die Creme fettreicher, mit mehr Wasser etwas leichter. Damit die Creme nicht zu steif oder zu flüssig wird, muss man die Bienenwachs-Menge an die Wassermenge anpassen.

Ätherische Öle

Mit ätherischen Ölen kann man der Creme nicht nur einen Duft sondern auch eine zusätzliche Heilwirkung verleihen. Außerdem wirken ätherische Öle leicht konservierend, sodass die Creme länger hält. Wenn man eine reine Schüßler-Creme haben will, kann man jedoch auf die ätherischen Öle verzichten.

Anleitung

- Stellen Sie die Zutaten bereit.
- Geben Sie die Schüßlersalz-Tabletten in ein hitzefestes Glas und geben Sie das Wasser hinzu.
- Die Tabletten lösen sich zügig im Wasser auf.
- Geben Sie das Pflanzenöl, das Bienenwachs und das Lanolin in ein weiteres hitzefestes Glas.
- Stellen Sie beide Gläser in ein Wasserbad, beispielsweise in eine Pfanne oder einen niedrigen Topf, die mit Wasser gefüllt sind.
- Erhitzen Sie das Wasser, bis es kocht.
- Warten Sie, bis Bienenwachs und Lanolin geschmolzen sind.
- Beide Phasen der Creme haben dann normalerweise eine geeignete Temperatur für die nächsten Schritte erreicht.
- Nehmen Sie dann beide Gläser aus dem Wasserbad.
- Gießen Sie unter ständigem Rühren die Wasserphase in die Fettphase.
- Rühren Sie die Creme ununterbrochen, während sie abkühlt.
- Um den Abkühlvorgang zu beschleunigen und die Cremezutaten feiner zu verbinden, können Sie sie mit einem Mixer umrühren (Achtung: Spritzgefahr, deshalb zuhalten)
- Wenn Sie einen Mixer verwenden, können Sie die Creme in ein kaltes Wasserbad stellen. Dann geht das Erkalten deutlich schneller.
- Rühren Sie, bis die Creme auf etwa Handwärme abgekühlt ist.
- Sie sollte bis dahin eine cremeartige Konsistenz erhalten haben.
- Beim weiteren Abkühlen dickt sie noch ein wenig nach.
- Dann wird es Zeit für die eventuellen ätherischen Öle.
- Tropfen Sie die ätherischen Öle unter ständigem Rühren in die Creme.
- Diesen Schritt können Sie auch weglassen.
- Füllen Sie die Creme in einen Salbentiegel.
- Beschriften Sie den Salbentiegel mit Inhalt und Datum, damit Sie immer wissen, was drin ist und wie alt es ist.

Foto-Anleitung

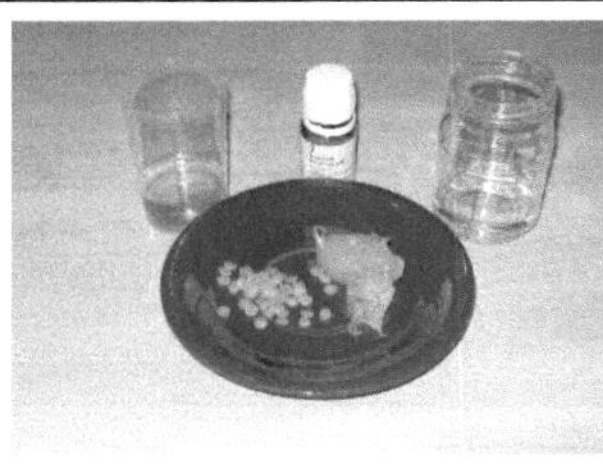	Stellen Sie die Zutaten bereit.
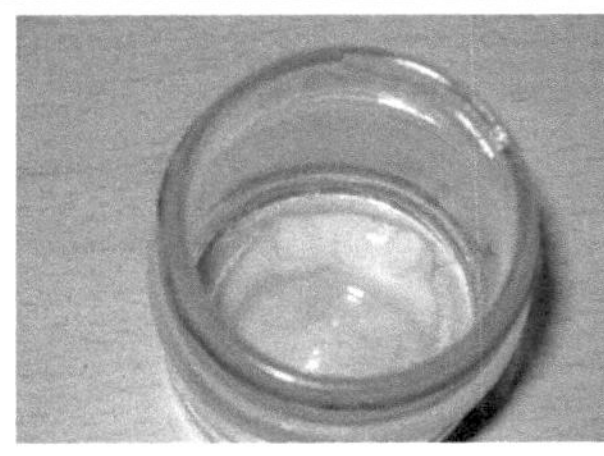	Geben Sie die Schüßlersalz-Tabletten in ein hitzefestes Glas und geben Sie das Wasser hinzu. Die Tabletten lösen sich zügig im Wasser auf.
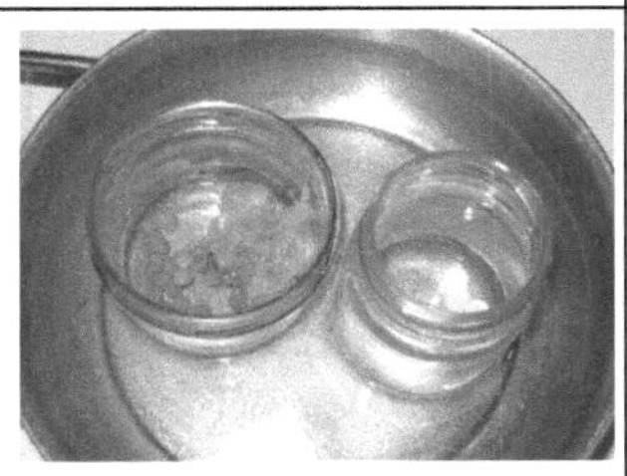	Geben Sie das Pflanzenöl, das Bienenwachs und das Lanolin in ein weiteres hitzefestes Glas. Stellen Sie beide Gläser in ein Wasserbad Erhitzen Sie das Wasser bis es kocht.
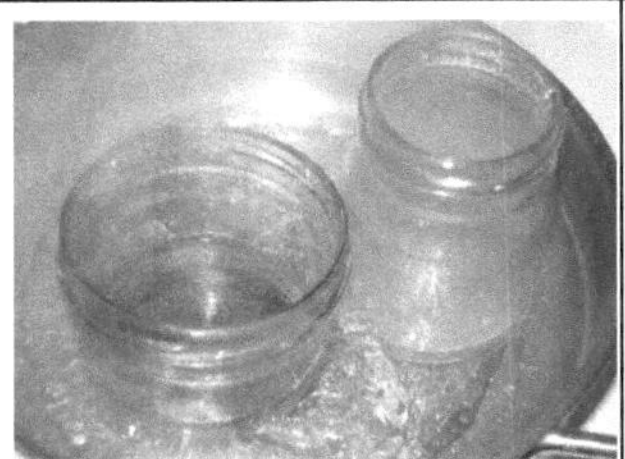	Warten Sie, bis Bienenwachs und Lanolin geschmolzen sind. Beide Phasen der Creme haben dann normalerweise eine geeignete Temperatur für die nächsten Schritte erreicht.
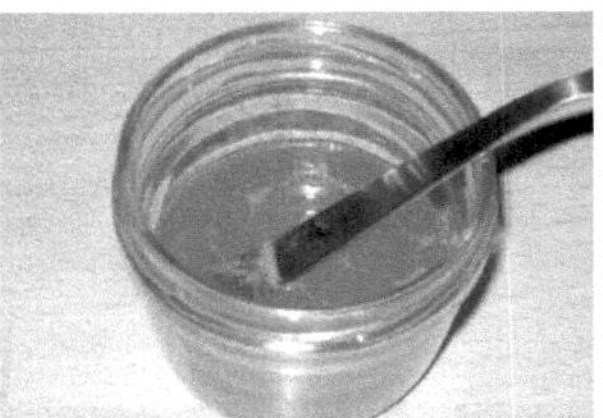	Nehmen Sie dann beide Gläser aus dem Wasserbad. Gießen Sie unter ständigem Rühren die Wasserphase in die Fettphase.

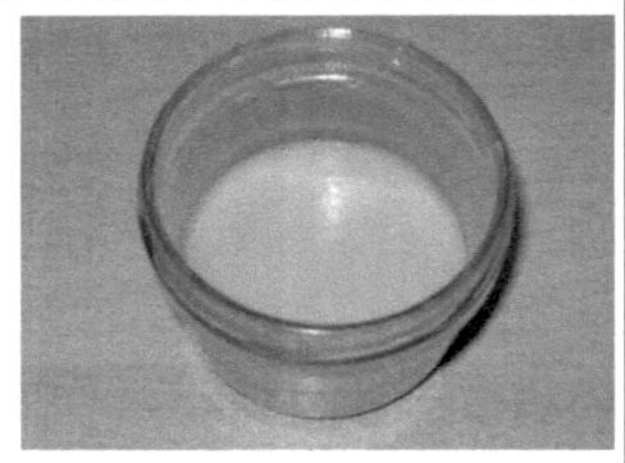	Rühren Sie die Creme ununterbrochen, während sie abkühlt. Um den Abkühlvorgang zu beschleunigen, können Sie sie mit einem Mixer im kalten Wasserbad umrühren (Achtung: Spritzgefahr, deshalb zuhalten)
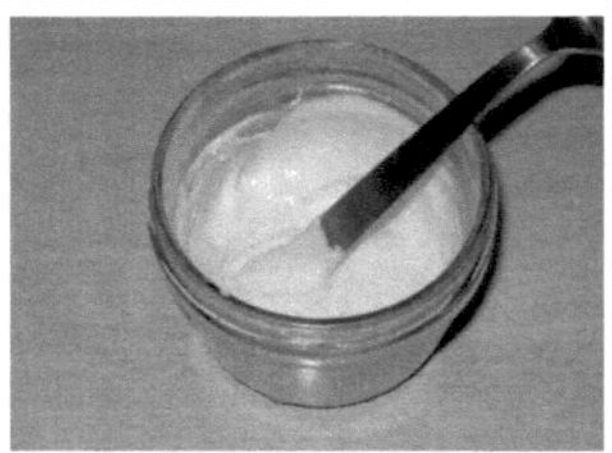	Rühren Sie, bis die Creme auf etwa Handwärme abgekühlt ist. Sie sollte bis dahin eine cremeartige Konsistenz erhalten haben. Beim weiteren Abkühlen dickt sie noch ein wenig nach.
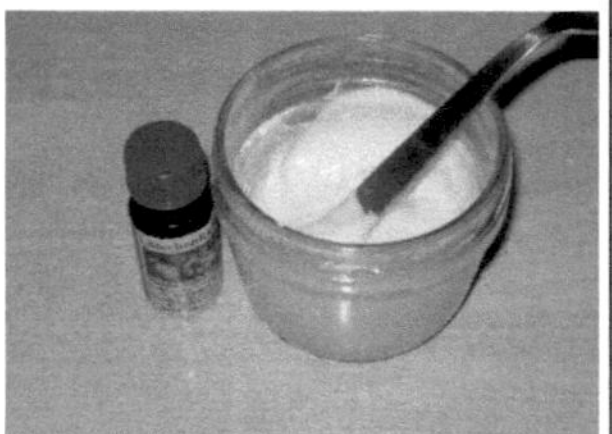	Dann wird es Zeit für die eventuellen ätherischen Öle. Tropfen Sie die ätherischen Öle unter ständigem Rühren in die Creme. Diesen Schritt können Sie auch weglassen.
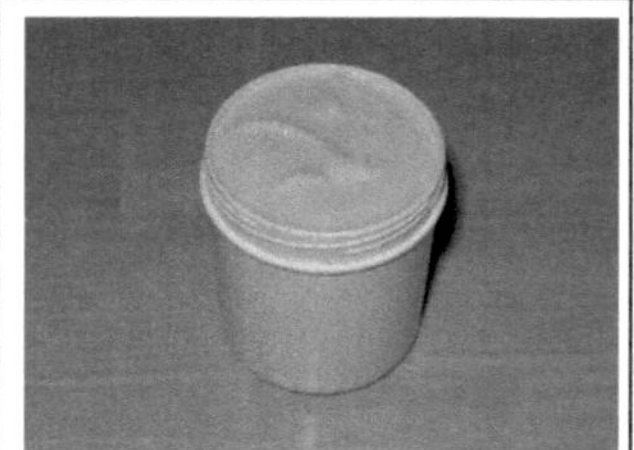	Füllen Sie die Creme in einen Salbentiegel.
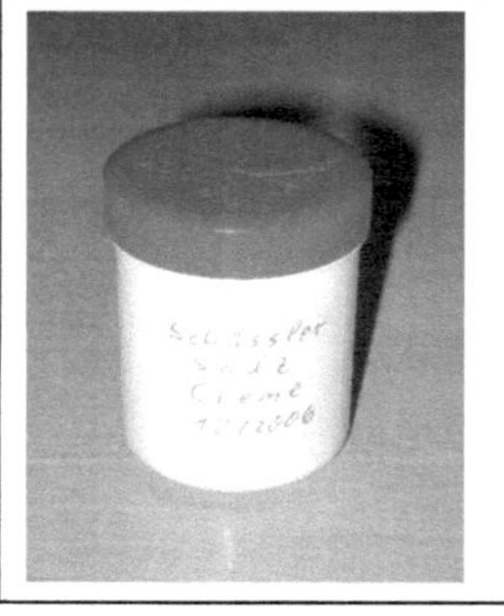	Beschriften Sie den Salbentiegel mit Inhalt und Datum, damit Sie immer wissen, was drin ist und wie alt es ist.

Schüßler-Gesichtscreme

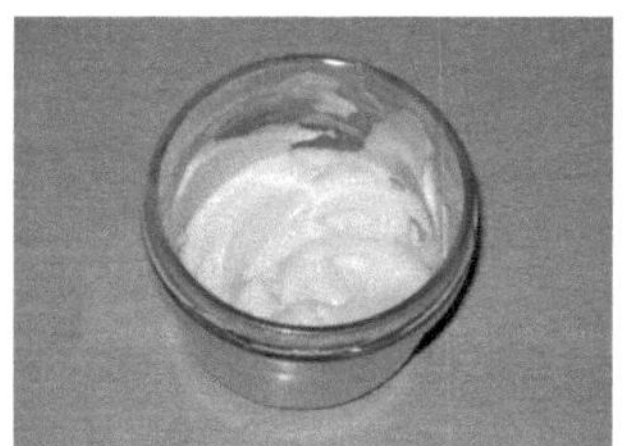

Einige der Schüßler-Salze eignen sich sehr gut, um die Gesichts-Haut zu pflegen.

Stark fetthaltige Salben und Cremes sind jedoch meistens weniger gut für die Gesichtspflege geeignet.

Daher bietet es sich an, eine leichte Gesichtscreme selbst herzustellen und die passenden Schüßlersalze einzuarbeiten.

Folgende Schüßlersalze sind besonders gut für die Gesichtspflege geeignet:

- Nr. 6. Kalium Sulfuricum: Trockene Haut
- Nr. 9. Natrium Phosphoricum: Hautunreinheiten
- Nr. 11. Silicea: Falten

Aber auch die anderen Schüßler-Salze haben der Gesichtshaut einiges zu bieten, vor allem, wenn man unter ernsthafteren Hautproblemen wie beispielsweise Ekzemen (Nr. 2) leidet.

Eine Tagescreme ist relativ einfach selbst herzustellen.

Man kann eine solche Creme auch nicht nur für die Gesichtshaut verwenden, sondern für jeden Hautbereich, den man mit einer leichten wasserreichen Creme einreiben will.

Zutaten für die Schüßlersalze-Tagescreme

- 12 - 15 ml Pflanzenöl nach Wahl, z.B. Mandelöl oder Jojoba-Öl
- 5 gr Tegomuls
- 2 gr Bienenwachs
- 3 gr Sheabutter
- 40 - 50 ml Wasser (Mineralwasser oder Rosenwasser)
- 3 - 5 Stück Schüßler-Salz-Tabletten nach Wahl (D3 oder Regelpotenz)
- 10 - 30 Tropfen ätherische Öle nach Wahl
- 10 Tropfen eventuelle Konservierungsmittel

Ätherische Öle

Mit ätherischen Ölen kann man der Creme nicht nur einen Duft sondern auch eine zusätzliche Heilwirkung verleihen. Außerdem wirken ätherische Öle leicht konservierend, sodass die Creme länger hält. Wenn man eine reine Schüßler-Creme haben will, kann man jedoch auf die ätherischen Öle verzichten.

Für eine Gesichtscreme eignen sich beispielsweise folgende ätherische Öle besonders gut: Lavendel, Rose, Geranie, Ylang Ylang

Anleitung

- Stellen Sie die Zutaten bereit.
- Geben Sie die Schüßlersalz-Tabletten in ein hitzefestes Glas und geben Sie das Wasser hinzu.
- Die Tabletten lösen sich zügig im Wasser auf.
- Geben Sie das Pflanzenöl, das Bienenwachs, die Sheabutter und das Tegomuls in ein weiteres hitzefestes Glas.
- Stellen Sie beide Gläser in ein Wasserbad, beispielsweise in eine Pfanne oder einen niedrigen Topf, die mit Wasser gefüllt sind.
- Erhitzen Sie das Wasser bis es kocht.
- Warten Sie, bis Bienenwachs, die Sheabutter und das Tegomuls geschmolzen sind.
- Beide Phasen der Creme haben dann normalerweise eine geeignete Temperatur für die nächsten Schritte erreicht.
- Nehmen Sie dann beide Gläser aus dem Wasserbad.
- Gießen Sie unter ständigem Rühren die Wasserphase in die Fettphase.
- Rühren Sie die Creme ununterbrochen, während sie abkühlt.
- Zwischendrin wird die Creme vorübergehend eine puddingartige Konsistenz annehmen.
- Rühren Sie in dieser Phase besonders gründlich.
- Rühren Sie, bis die Creme auf etwa Handwärme abgekühlt ist.
- Sie sollte bis dahin eine cremeartige Konsistenz erhalten haben.
- Beim weiteren Abkühlen dickt sie noch ein wenig nach.
- Dann wird es Zeit für die eventuellen ätherischen Öle.
- Tropfen Sie die ätherischen Öle unter ständigem Rühren in die Creme.
- Diesen Schritt können Sie auch weglassen.
- Füllen Sie die Creme in einen Salbentiegel.
- Beschriften Sie den Salbentiegel mit Inhalt und Datum, damit Sie immer wissen, was drin ist und wie alt es ist.

Foto-Anleitung

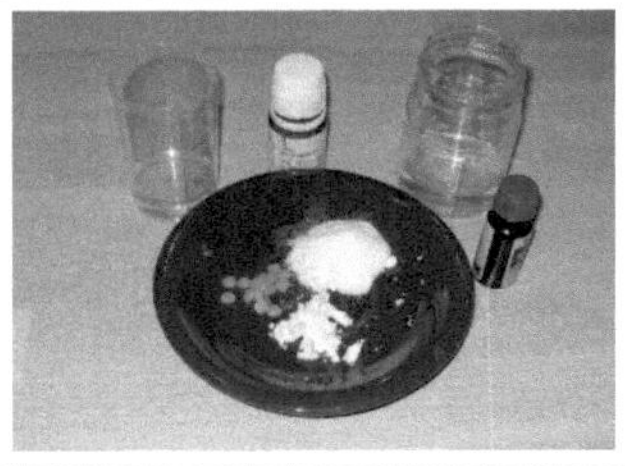	Stellen Sie die Zutaten bereit.
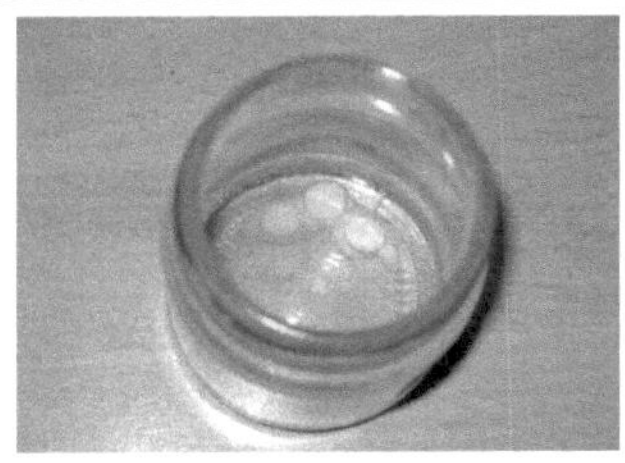	Geben Sie die Schüßlersalz-Tabletten in ein hitzefestes Glas und geben Sie das Wasser hinzu. Die Tabletten lösen sich zügig im Wasser auf.
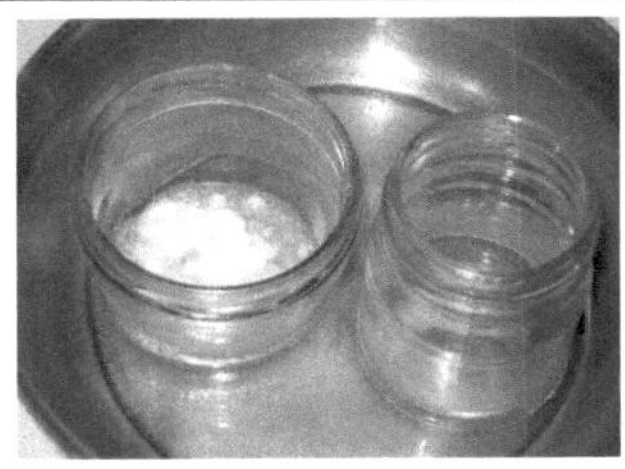	Geben Sie das Pflanzenöl, das Bienenwachs, die Sheabutter und das Tegomuls in ein weiteres hitzefestes Glas. Stellen Sie beide Gläser in ein Wasserbad. Erhitzen Sie das Wasser bis es kocht.
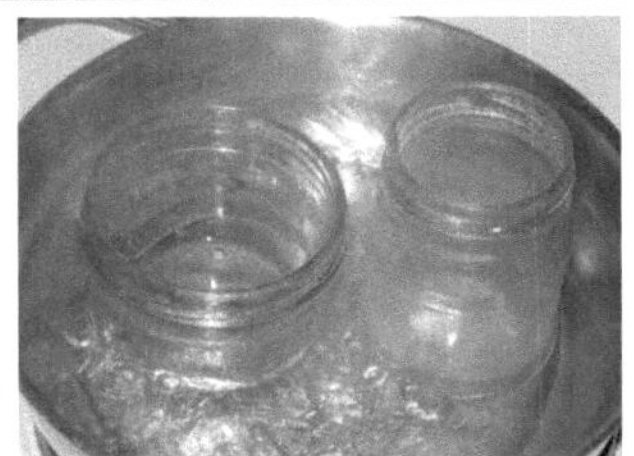	Warten Sie, bis Bienenwachs, die Sheabutter und das Tegomuls geschmolzen sind. Beide Phasen der Creme haben dann normalerweise eine geeignete Temperatur für die nächsten Schritte erreicht.
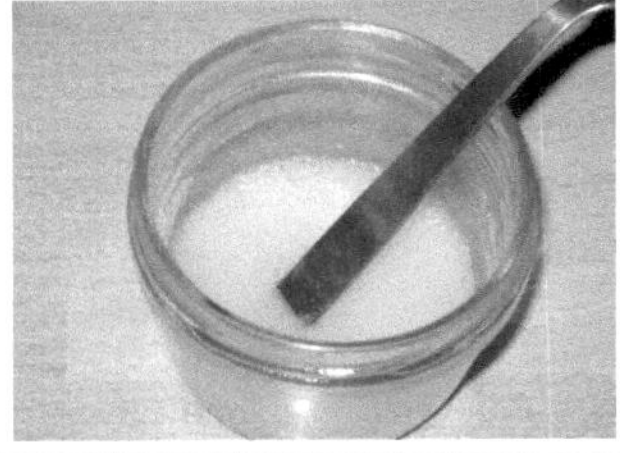	Nehmen Sie dann beide Gläser aus dem Wasserbad. Gießen Sie unter ständigem Rühren die Wasserphase in die Fettphase.

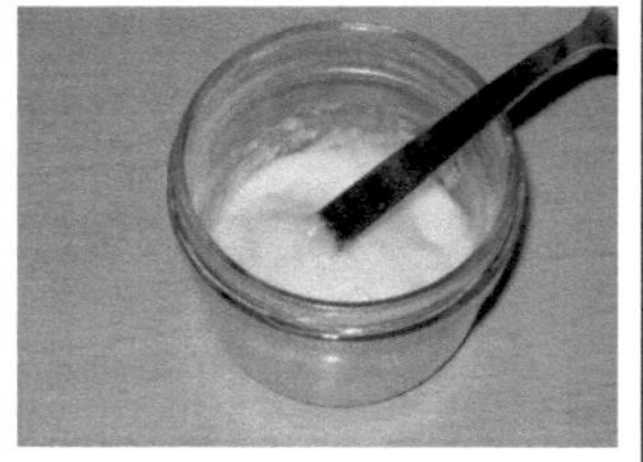	Rühren Sie die Creme ununterbrochen, während sie abkühlt. Zwischendrin wird die Creme vorübergehend eine puddingartige Konsistenz annehmen. Rühren Sie in dieser Phase besonders gründlich.
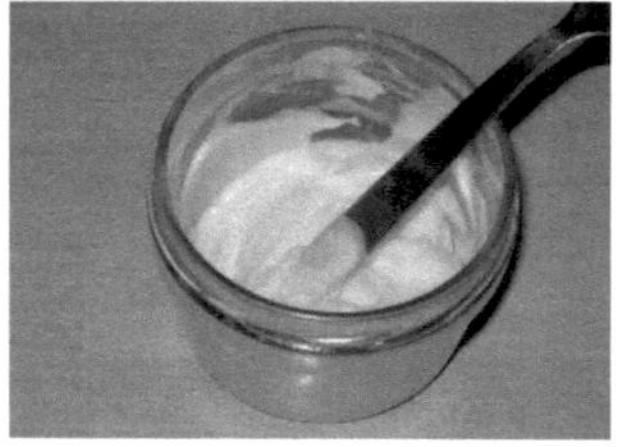	Rühren Sie, bis die Creme auf etwa Handwärme abgekühlt ist. Sie sollte bis dahin eine cremeartige Konsistenz erhalten haben. Beim weiteren Abkühlen dickt sie noch ein wenig nach.
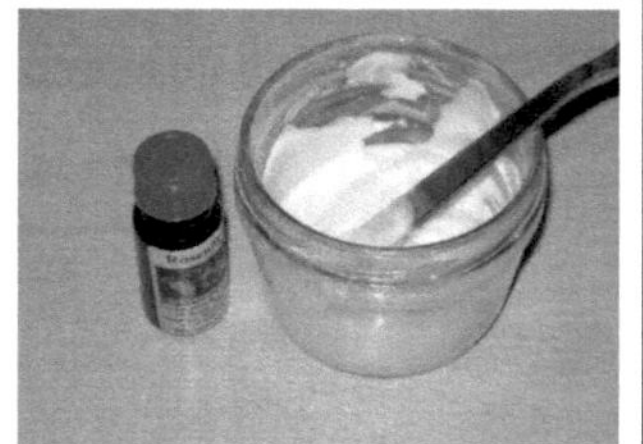	Dann wird es Zeit für die eventuellen ätherischen Öle. Tropfen Sie die ätherischen Öle unter ständigem Rühren in die Creme. Diesen Schritt können Sie auch weglassen.
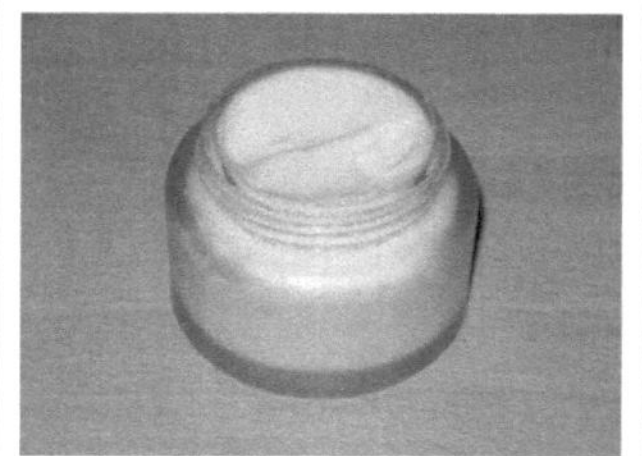	Füllen Sie die Creme in einen Salbentiegel.
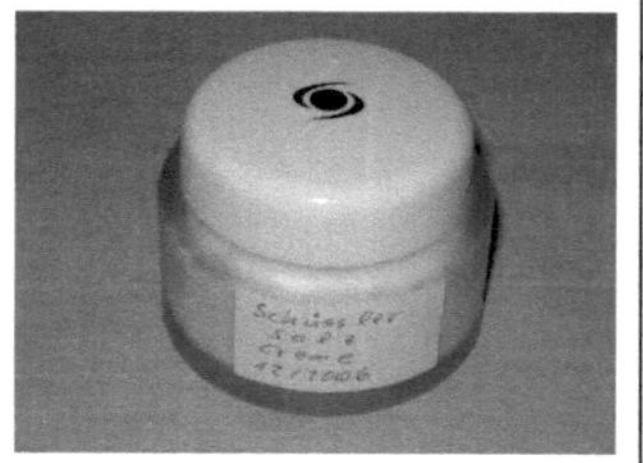	Beschriften Sie den Salbentiegel mit Inhalt und Datum, damit Sie immer wissen, was drin ist und wie alt es ist. Bewahren Sie die Creme am besten im Kühlschrank auf, damit sie länger hält.

Schüßler-Lotion

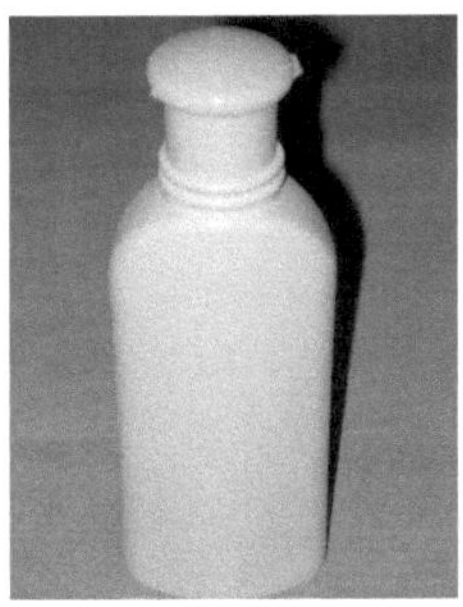

Auf die gleiche Weise wie eine Gesichtscreme können Sie auch eine Lotion mit Schüßler-Salzen herstellen.

Der Hauptunterschied besteht darin, dass die Konsistenzgeber weitgehend weggelassen werden. Dadurch wird die Lotion flüssig und lässt sich großflächig verstreichen.

Eine Lotion ist immer dann sinnvoll, wenn man größere Hautbereiche einreiben will.

Beispielsweise zur Behandlung großflächiger Ekzeme, bei trockener Haut, oder bei Sonnenbrand.

Zutaten

- 50 ml Pflanzenöl
- 10 gr Tegomuls
- Eventuell 5 - 10 gr Sheabutter oder: 5 - 10 gr Kakaobutter
- 160 - 200 ml Wasser (z.B. Mineralwasser, Rosenwasser)
- 12 – 20 Schüßlersalz-Tabletten nach Wahl (D3 oder Regelpotenz)
- 20 - 50 Tropfen ätherische Öle

Die Sheabutter oder Kakaobutter kann man auch weglassen. Die Lotion wird dann etwas dünner.

Ebenso kann man auf die ätherischen Öle verzichten.

Anleitung

- Stellen Sie die Zutaten bereit.
- Geben Sie die Schüßlersalz-Tabletten in ein hitzefestes Glas und geben Sie das Wasser hinzu.
- Die Tabletten lösen sich zügig im Wasser auf.
- Geben Sie das Pflanzenöl, das Tegomuls und die eventuelle Sheabutter in ein weiteres hitzefestes Glas.
- Stellen Sie beide Gläser in ein Wasserbad, beispielsweise in eine Pfanne oder einen niedrigen Topf, die mit Wasser gefüllt sind.
- Erhitzen Sie das Wasser bis es kocht.
- Warten Sie, bis das Tegomuls geschmolzen ist.

- Beide Phasen der Lotion haben dann normalerweise eine geeignete Temperatur für die nächsten Schritte erreicht.
- Nehmen Sie dann beide Gläser aus dem Wasserbad.
- Gießen Sie unter ständigem Rühren die Wasserphase in die Fettphase.
- Rühren Sie die Lotion ununterbrochen, während sie abkühlt.
- Rühren Sie, bis die Lotion auf etwa Handwärme abgekühlt ist.
- Sie sollte bis dahin in etwa eine lotiontypische Konsistenz erhalten haben.
- Beim weiteren Abkühlen dickt sie noch ein wenig nach.
- Dann wird es Zeit für die eventuellen ätherischen Öle.
- Tropfen Sie die ätherischen Öle unter ständigem Rühren in die Lotion.
- Diesen Schritt können Sie auch weglassen.
- Füllen Sie die Lotion in eine geeignete Flasche.
- Beschriften Sie die Flasche mit Inhalt und Datum, damit Sie immer wissen, was drin ist und wie alt es ist.
- Bewahren Sie die Lotion am besten im Kühlschrank auf, damit sie länger hält.

Foto-Anleitung

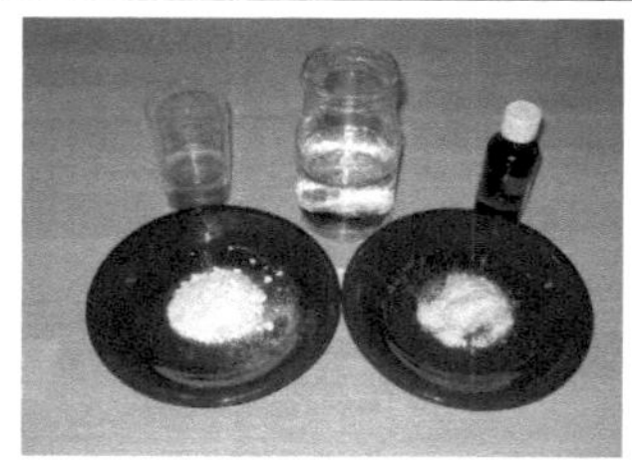	Stellen Sie die Zutaten bereit.
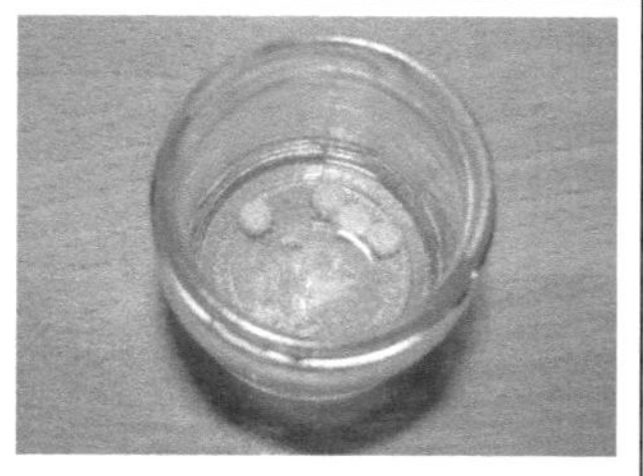	Geben Sie die Schüßlersalz-Tabletten in ein hitzefestes Glas und geben Sie das Wasser hinzu. Die Tabletten lösen sich zügig im Wasser auf.

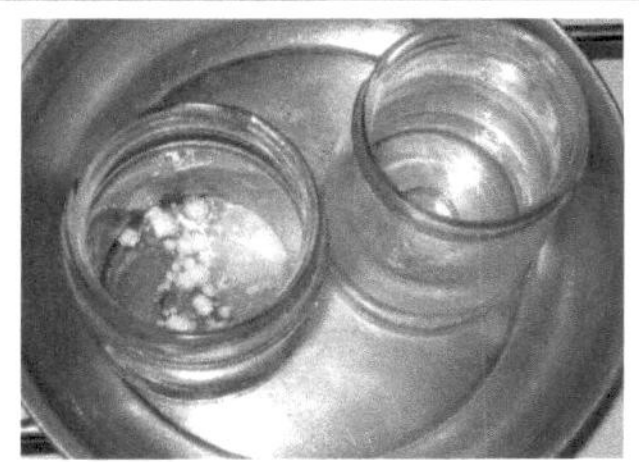	Geben Sie das Pflanzenöl, das Tegomuls und die eventuelle Sheabutter in ein weiteres hitzefestes Glas. Stellen Sie beide Gläser in ein Wasserbad, beispielsweise in eine Pfanne oder einen niedrigen Topf, die mit Wasser gefüllt sind. Erhitzen Sie das Wasser bis es kocht.
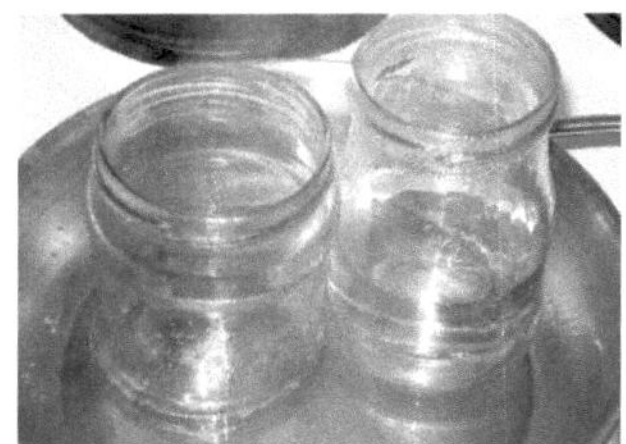	Warten Sie, bis das Tegomuls geschmolzen ist. Beide Phasen der Lotion haben dann normalerweise eine geeignete Temperatur für die nächsten Schritte erreicht
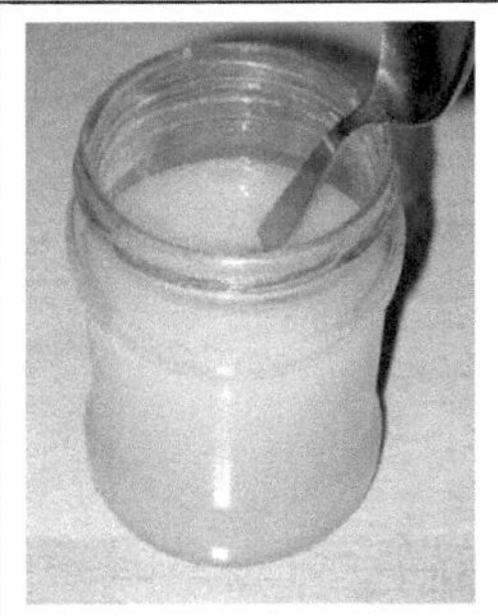	Nehmen Sie dann beide Gläser aus dem Wasserbad. Gießen Sie unter ständigem Rühren die Wasserphase in die Fettphase.
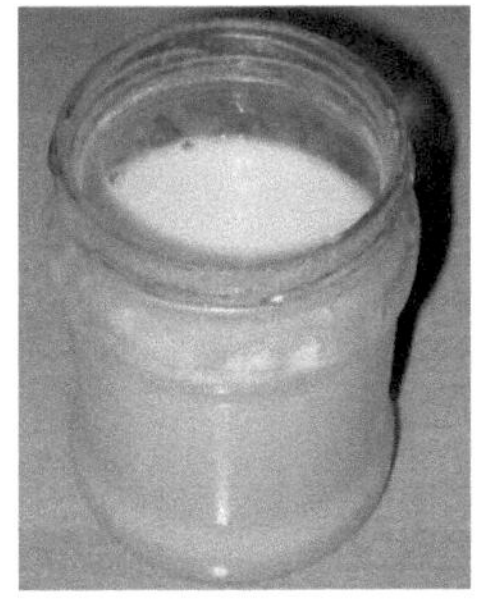	Rühren Sie die Lotion ununterbrochen, während sie abkühlt.

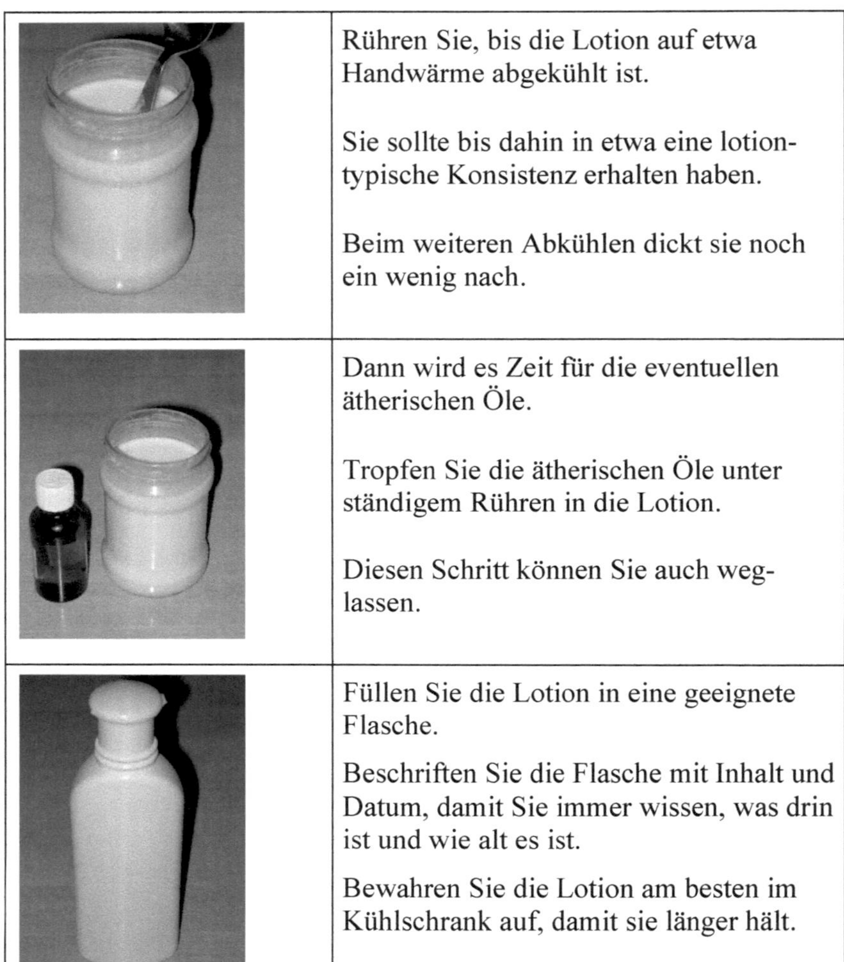

	Rühren Sie, bis die Lotion auf etwa Handwärme abgekühlt ist. Sie sollte bis dahin in etwa eine lotion-typische Konsistenz erhalten haben. Beim weiteren Abkühlen dickt sie noch ein wenig nach.
	Dann wird es Zeit für die eventuellen ätherischen Öle. Tropfen Sie die ätherischen Öle unter ständigem Rühren in die Lotion. Diesen Schritt können Sie auch weglassen.
	Füllen Sie die Lotion in eine geeignete Flasche. Beschriften Sie die Flasche mit Inhalt und Datum, damit Sie immer wissen, was drin ist und wie alt es ist. Bewahren Sie die Lotion am besten im Kühlschrank auf, damit sie länger hält.

Schüßler-Gel

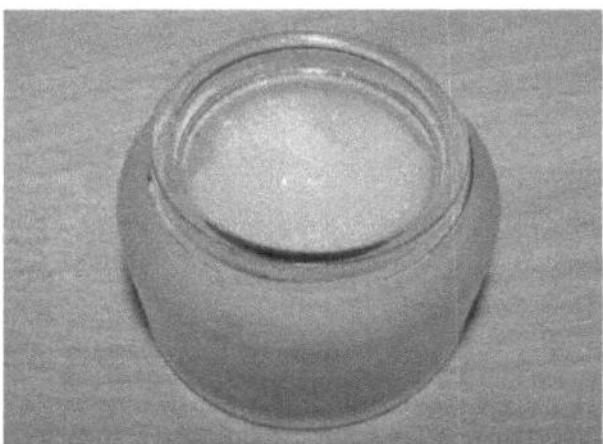

Außer Cremes kann man auch Schüßler-Gele selbst herstellen.

Die Zubereitung von Gels ist sehr einfach und geht schnell, ganz ohne Erhitzen.

Man kann Gels anwenden, wenn man kein Fett auf die Haut auftragen will, beispielsweise bei fettiger und unreiner Haut. Auch bei leichten Verbrennungen, beispielsweise bei Sonnenbrand, ist ein Gel sehr angenehm auf der Haut, weil es leicht kühlend wirkt.

Selbst gemachte Gels kann man genauso anwenden wie gekaufte Gels (siehe Seite 16).

Selbst gemachte Gels haben jedoch noch mehr als selbst gemachte Cremes den Nachteil, dass sie nicht lange haltbar sind. Genaue Haltbarkeitszeiten kann man nicht angeben, weil die Haltbarkeit davon abhängt, wie hygienisch man arbeitet und außerdem spielt Glück eine große Rolle. Am besten hebt man das fertige Gel im Kühlschrank auf und verbraucht es innerhalb weniger Tage.

Zutaten für das Schüßler-Gel

- 50 ml Wasser (z.B. Stilles Mineralwasser, Rosenwasser)
- 3 – 5 Schüßlersalz-Tabletten nach Wahl (D3 oder Regelpotenz)
- 2 -3 gr Xanthan

Die Xanthan-Menge hängt unter anderem von der Art des verwendeten Wassers ab. Am besten versucht man es zunächst mit wenig Xanthan und erhöht die Menge nach und nach. Es ist leichter, Xanthan nachträglich hinzuzufügen, als ein zu dick gewordenes Gel wieder dünner zu machen.

Anleitung

- Stellen Sie die Zutaten bereit.
- Geben Sie die Schüßlersalz-Tabletten in kleines Glas, das einen Schraubdeckel besitzt.
- Gießen Sie das Wasser zu den Tabletten.
- Die Tabletten beginnen, sich aufzulösen.
- Um das Auflösen zu beschleunigen, können Sie die Tabletten mit dem Stiel eines Plastiklöffels zerdrücken und umrühren.

- Ein kleiner Bodensatz mit Milchzucker bleibt zurück
- Als nächstes kommt der Gelbildner Xanthan an die Reihe.
- Streuen Sie einen Teil des Xanthans in die Mischung.
- Achten Sie darauf, dass das Xanthan-Pulver möglichst gleichmäßig verteilt ist und nicht als Klumpen in der Flüssigkeit landet.
- Ein Klumpen könnte sich eventuell zusammenballen und im Gel störend wirken.
- Verschließen Sie das Glas und schütteln Sie es gründlich.
- Wenn das Gel zu flüssig ist, fügen Sie noch etwas Xanthan hinzu.
- Achtung! Das Gel dickt etwas nach.
- Lassen Sie das Gel etwa 10 Minuten ruhen.
- In dieser Zeit dickt es nach und erhält die endgültige Konsistenz.
- Nach der Wartezeit sollte das dick sein, aber noch ein wenig zum Fließen neigen.
- Die richtige Konsistenz hängt vor allem von Ihrem Geschmack ab.
- Füllen Sie das Gel in einen Salbentiegel.
- Verschließen Sie den Salbentiegel und beschriften Sie ihn mit Inhalt und Datum.
- Im Kühlschrank aufbewahrt hält das Gel länger als bei Zimmertemperatur.

Foto-Anleitung

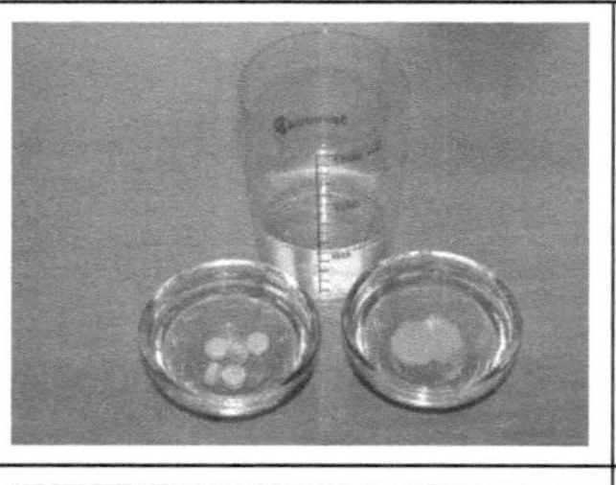	Stellen Sie die Zutaten bereit.
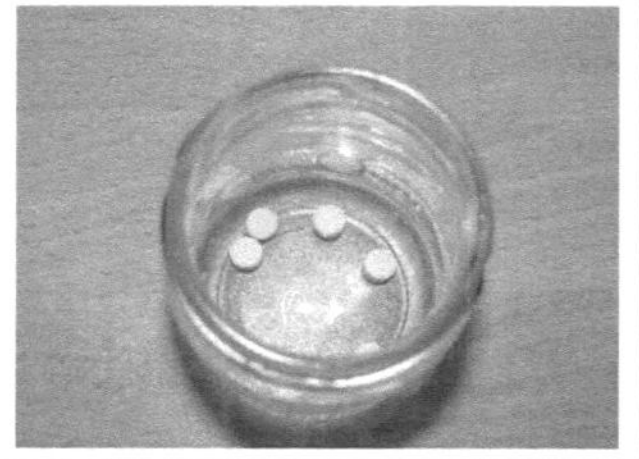	Geben Sie die Schüßlersalz-Tabletten in kleines Glas, das einen Schraubdeckel besitzt.

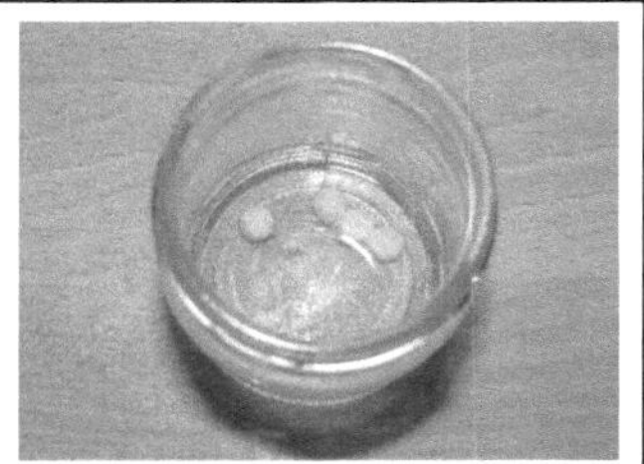	Gießen Sie das Wasser zu den Tabletten. Die Tabletten beginnen, sich aufzulösen.
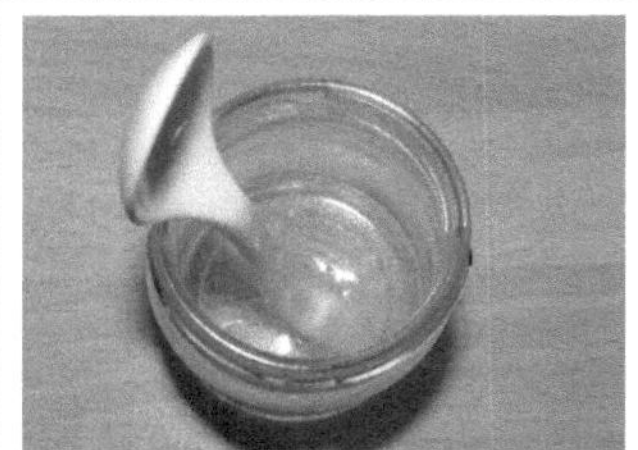	Um das Auflösen zu beschleunigen, können Sie die Tabletten mit dem Stiel eines Plastiklöffels zerdrücken und umrühren. Ein kleiner Bodensatz bleibt zurück.
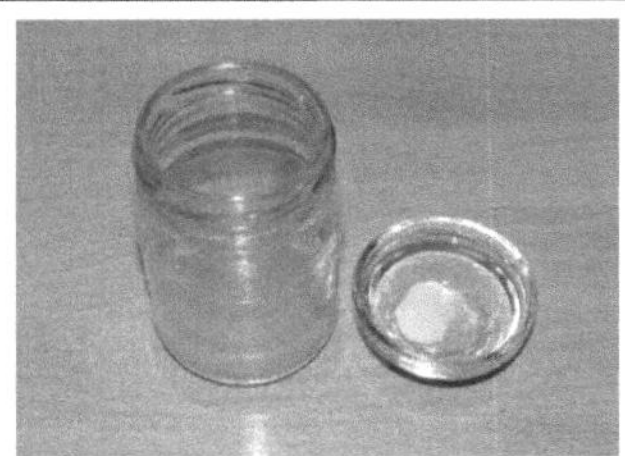	Als nächstes kommt der Gelbildner Xanthan an die Reihe.
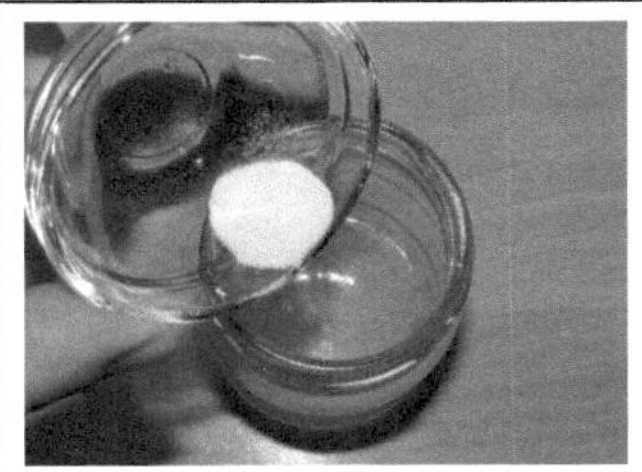	Streuen Sie einen Teil des Xanthans in die Schüßlersalze-Wasser Mischung.
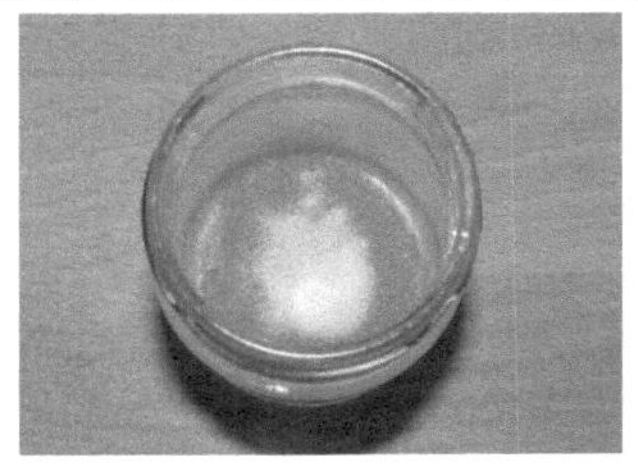	Achten Sie darauf, dass das Xanthan-Pulver möglichst gleichmäßig verteilt ist und nicht als Klumpen in der Flüssigkeit landet. Ein Klumpen könnte sich eventuell zusammenballen und im Gel störend wirken.

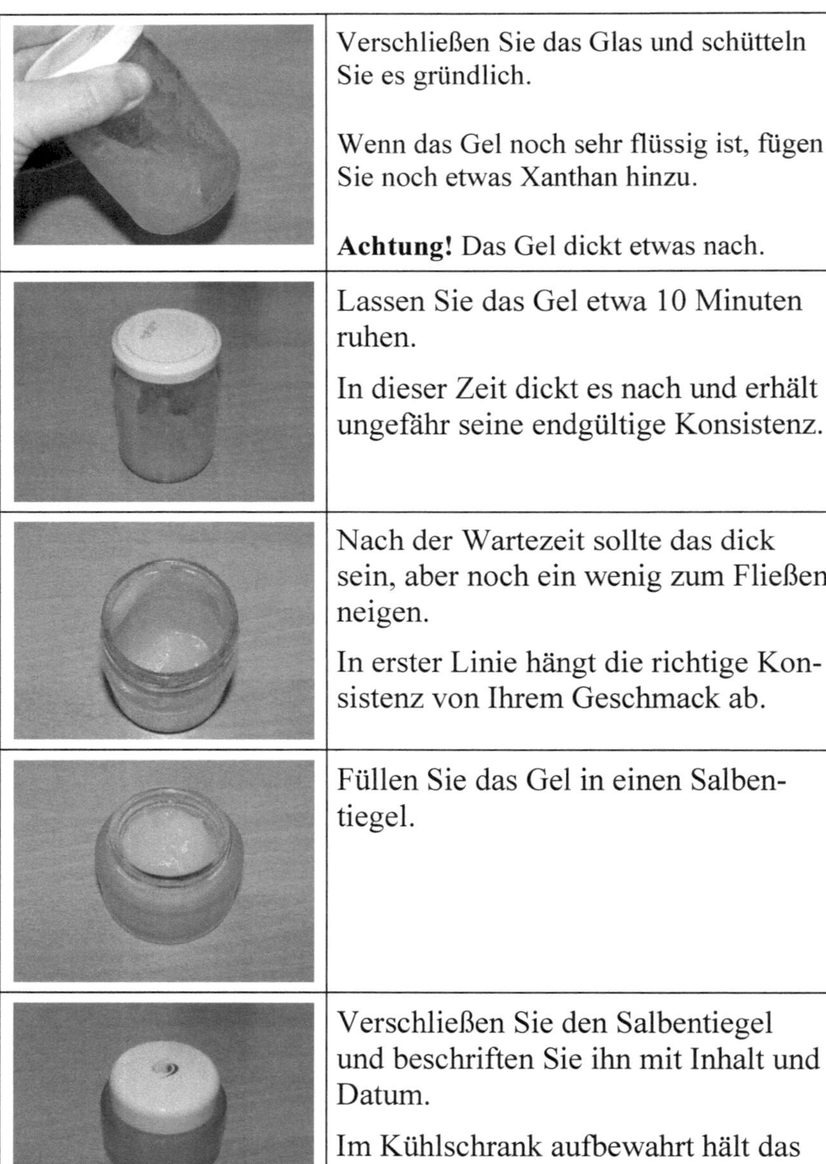	Verschließen Sie das Glas und schütteln Sie es gründlich. Wenn das Gel noch sehr flüssig ist, fügen Sie noch etwas Xanthan hinzu. **Achtung!** Das Gel dickt etwas nach.
	Lassen Sie das Gel etwa 10 Minuten ruhen. In dieser Zeit dickt es nach und erhält ungefähr seine endgültige Konsistenz.
	Nach der Wartezeit sollte das dick sein, aber noch ein wenig zum Fließen neigen. In erster Linie hängt die richtige Konsistenz von Ihrem Geschmack ab.
	Füllen Sie das Gel in einen Salbentiegel.
	Verschließen Sie den Salbentiegel und beschriften Sie ihn mit Inhalt und Datum. Im Kühlschrank aufbewahrt hält das Gel länger als bei Zimmertemperatur.

Anwendungsmethoden

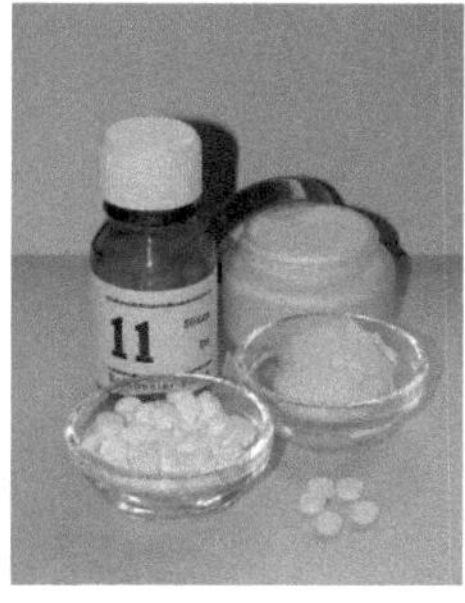

Für die Schüßler-Salze gibt es zahlreiche verschiedene Möglichkeiten der äußerlichen Anwendung.

Für einige dieser Anwendungsmethoden kann an die Schüßler-Tabletten aufgelöst oder als Brei verwenden.

Für andere Anwendungsmethoden eignen sich besser die Salben, Cremes oder Gele.

Einreiben

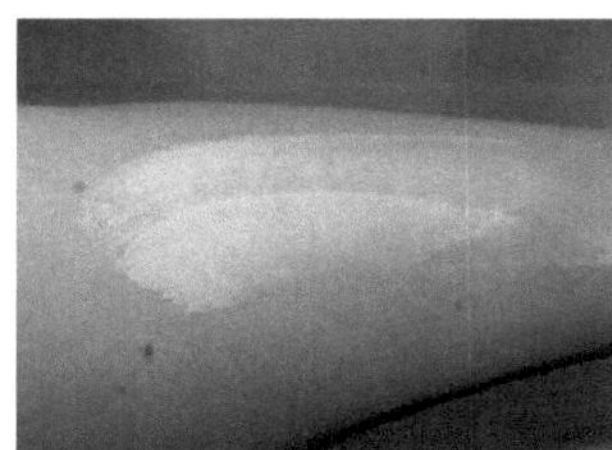

Schüßlersalben trägt man ein- oder mehrmals täglich dünn auf die betroffenen Stellen auf.

Dann reibt oder massiert man die Salbe ein, je nachdem, wie empfindlich der behandelte Bereich ist.

Achtung! Krampfadern sollte man aufgrund der Thrombosegefahr niemals massieren!

Bei akuten Beschwerden wendet man die Schüßlersalben häufig an, bis zu stündlich.

Bei chronischen Beschwerden und Langzeitbehandlungen reicht die Anwendung ein bis zwei Mal am Tag.

Salben-Pflaster

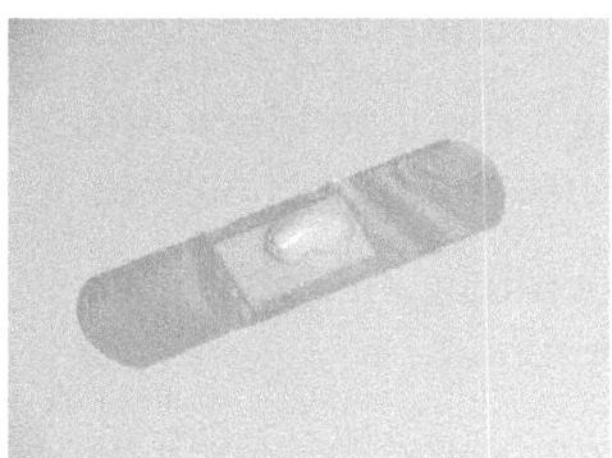

Zur intensiven Salben-Behandlung kleiner Hautareale, z.B. Insektenstiche kann man etwas Salbe auf ein Pflaster aufbringen.

Dieses Pflaster klebt man dann auf die betreffende Hautstelle.

Mit einem Salben-Pflaster kann man einen kleinen Hautbereich sehr nachhaltig behandeln.

Für folgende Anwendungsbereiche sind Salben-Pflaster besonders gut geeignet:

- Nr. 1. Calcium Fluoratum: Narbenbehandlung
- Nr. 3. Ferrum Phosphoricum: Gerötete Entzündungen
- Nr. 8. Natrium Chloratum: Insektenstiche
- Nr. 9. Natrium Phosphoricum: Kleine Furunkel
- Nr. 10. Natrium Sulfuricum: Warzen
- Nr. 11. Silicea: Eiterungen
- Nr. 12. Calcium Sulfuricum: Kleine Furunkel

Zutaten

Für ein Salben-Pflaster brauchen Sie folgende Zutaten:

- Eine oder mehrere Schüßlersalben nach Wahl
- Ein Pflaster in der Größe der zu behandelnden Hautstelle

Anleitung

So wenden Sie ein Salben-Pflaster an:

- Geben Sie einen oder mehrere sehr kurze Salbenstränge auf das Pflaster.
- Kleben Sie das Pflaster auf die betroffene Hautstelle.
- Lassen Sie den Salben-Pflaster zwei Stunden bis einen ganzen Tag einwirken.

Falls sich die Haut unter dem Salben-Pflaster unangenehm anfühlen sollte, entfernen Sie das Pflaster umgehend.

Salben-Umschlag

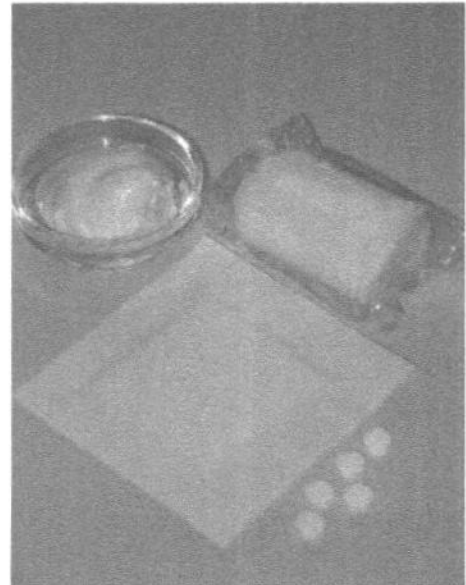

Ein Salben-Umschlag ist eine Möglichkeit Schüßlersalze besonders intensiv äußerlich anzuwenden.

Mit einem Salben-Umschlag kann man einen mittelgroßen Hautbereich sehr nachhaltig behandeln.

Für folgende Anwendungsbereiche sind Salbenumschläge besonders gut geeignet:

- Nr. 1. Calcium Fluoratum: Narbenbehandlung
- Nr. 2. Calcium Phosphoricum: Ekzeme
- Nr. 3. Ferrum Phosphoricum: Prellungen, Gerötete Entzündungen
- Nr. 4. Kalium Chloratum: Krampfadern, Sehnenscheidenentzündung
- Nr. 5. Kalium Phosphoricum: Geschwüre, Quetschungen

- Nr. 6. Kalium Sulfuricum: Ekzeme, Psoriasis
- Nr. 7. Magnesium Phosphoricum: Juckreiz, Schmerzen
- Nr. 8. Natrium Chloratum: Bandscheibenschäden, Arthrose
- Nr. 9. Natrium Phosphoricum: Lymphknotenschwellungen
- Nr. 10. Natrium Sulfuricum: Warzen
- Nr. 11. Silicea: Bindegewebsschwäche, Eiterungen
- Nr. 12. Calcium Sulfuricum: Furunkel

Man kann auch die Anwendungsvorschläge für Salben-Pflaster und Breiumschlag als Salben-Umschlag anwenden. Auch viele der anderen Anwendungsgebiete für Schüßlersalben sind für Salben-Umschläge geeignet.

Zutaten

Für einen Salben-Umschlag brauchen Sie folgende Zutaten:

- Eine oder mehrere Schüßlersalben nach Wahl
- Eine Mullkompresse oder Küchenkrepp
- Ein Verband zum Fixieren des Umschlags

Anleitung

So wenden Sie einen Salben-Umschlag an:

- Geben Sie einen oder mehrere Salbenstränge auf die Mullkompresse.
- Verstreichen Sie die Salbe etwa messerrückendick auf der Kompresse.
- Legen Sie die Mullkompresse mit der Salbe nach unten auf die zu behandelnde Stelle.
- Befestigen Sie die Kompresse mit einem Mullverband.
- Lassen Sie den Salben-Umschlag zwei Stunden bis einen ganzen Tag einwirken.
- Waschen Sie die Haut sanft mit reinem Wasser ab.

Achtung!
Falls sich die Haut unter dem Salben-Umschlag unangenehm anfühlen sollte, entfernen Sie den Umschlag umgehend.

Breiumschlag

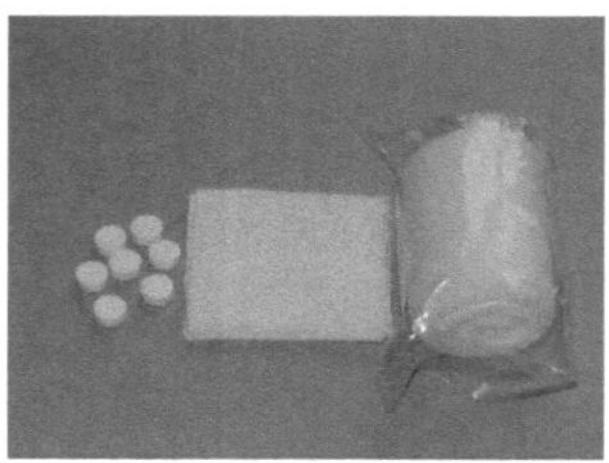

Ein Breiumschlag ist eine Möglichkeit Schüßlersalze äußerlich anzuwenden, selbst wenn man keine Schüßler-Salben oder -Cremes zur Hand hat.

Mit einem Breiumschlag, auch "Breiauflage" genannt, kann man einen mittelgroßen Hautbereich intensiv behandeln.

Für folgende Anwendungsbereiche sind Breiumschläge besonders gut geeignet:

- Nr. 1. Calcium Fluoratum: Lymphknotenverhärtungen
- Nr. 2. Calcium Phosphoricum: Ekzeme
- Nr. 3. Ferrum Phosphoricum: Prellungen, Gerötete Entzündungen
- Nr. 4. Kalium Chloratum: Schleimbeutel-Entzündungen
- Nr. 5. Kalium Phosphoricum: Geschwüre, Quetschungen
- Nr. 6. Kalium Sulfuricum: Ekzeme, Psoriasis
- Nr. 7. Magnesium Phosphoricum: Juckreiz, Schmerzen
- Nr. 8. Natrium Chloratum: Insektenstiche
- Nr. 9. Natrium Phosphoricum: Abszesse
- Nr. 10. Natrium Sulfuricum: Warzen
- Nr. 11. Silicea: Bindegewebsschwäche, Eiterungen
- Nr. 12. Calcium Sulfuricum: Furunkel

Man kann auch die Anwendungsvorschläge für Salben-Pflaster und Salben-Umschlag als Brei-Umschlag anwenden. Auch viele der anderen Anwendungsgebiete für Schüßlersalben sind für Brei-Umschläge geeignet.

Zutaten

Für einen Breiumschlag brauchen Sie folgende Zutaten:

- 3 bis 10 Schüßlersalz-Tabletten
- Etwas Wasser
- Eine Mullkompresse oder Küchenkrepp
- Ein Verband zum Fixieren des Umschlags

Anleitung

So wenden Sie einen Brei-Umschlag an:

- Geben Sie die Schüßlersalz-Tabletten in eine kleine Schale oder auf einen großen Plastiklöffel.
- Geben Sie einige Tropfen Wasser hinzu, gerade soviel, dass das Wasser die Tabletten zu einem Brei auflösen kann.
- Warten Sie, bis die Tabletten aufgelöst sind. Mit einem Plastiklöffel können Sie das Auflösen etwas beschleunigen.
- Geben Sie den Tablettenbrei auf die Mullkompresse.
- Legen Sie die Mullkompresse mit dem Tablettenbrei nach unten auf die zu behandelnde Stelle.
- Befestigen Sie die Kompresse mit einem Mullverband.
- Lassen Sie den Breiumschlag zwei Stunden bis einen ganzen Tag einwirken.
- Waschen Sie die Haut anschließend sanft mit reinem Wasser ab.

Achtung! Falls sich die Haut unter dem Breiumschlag unangenehm anfühlen sollte, entfernen Sie den Umschlag umgehend.

Foto-Anleitung

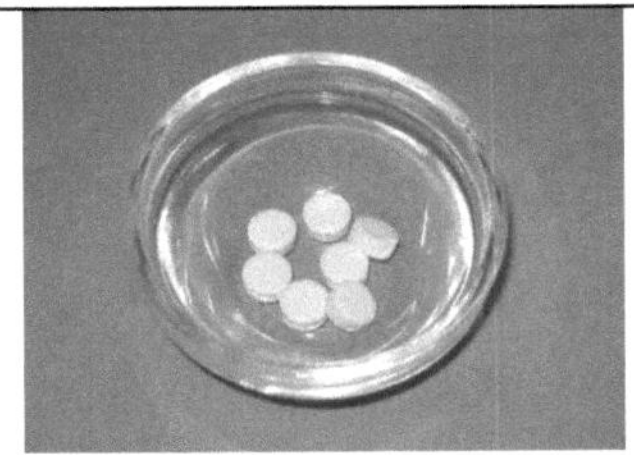	Geben Sie die Schüßlersalz-Tabletten in eine kleine Schale oder auf einen großen Plastiklöffel.
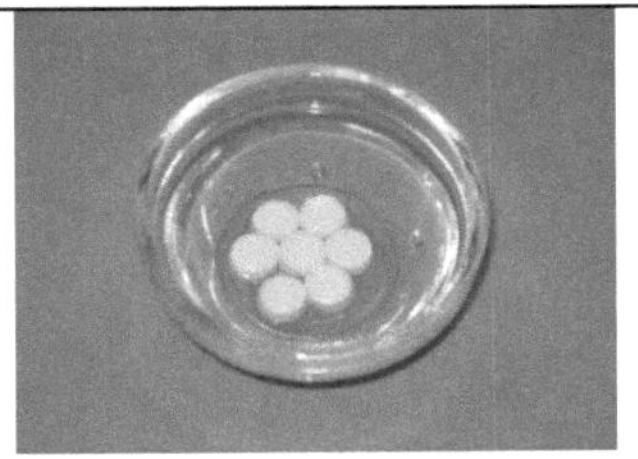	Geben Sie einige Tropfen Wasser hinzu, gerade soviel, dass das Wasser die Tabletten zu einem Brei auflösen kann.

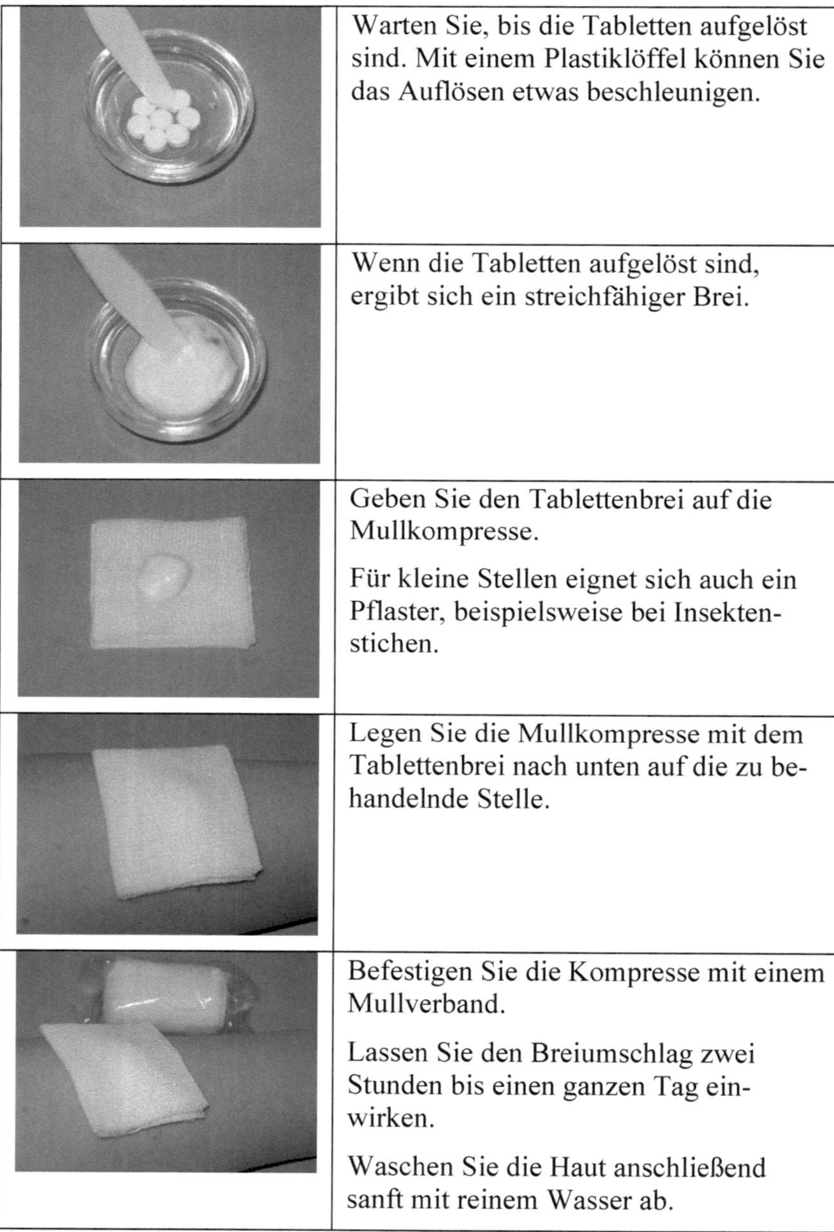

Warten Sie, bis die Tabletten aufgelöst sind. Mit einem Plastiklöffel können Sie das Auflösen etwas beschleunigen.
Wenn die Tabletten aufgelöst sind, ergibt sich ein streichfähiger Brei.
Geben Sie den Tablettenbrei auf die Mullkompresse. Für kleine Stellen eignet sich auch ein Pflaster, beispielsweise bei Insektenstichen.
Legen Sie die Mullkompresse mit dem Tablettenbrei nach unten auf die zu behandelnde Stelle.
Befestigen Sie die Kompresse mit einem Mullverband. Lassen Sie den Breiumschlag zwei Stunden bis einen ganzen Tag einwirken. Waschen Sie die Haut anschließend sanft mit reinem Wasser ab.

Wickel

Mit feuchten Schüßler-Wickeln kann man innerliche und äußerliche Krankheiten behandeln.

Schüßler-Wickel unterscheiden sich von normalen Kneipp-Wickeln dadurch, dass nicht nur Wasser zur Wirkung beiträgt, sondern auch Schüßlersalze, die in dem Wasser aufgelöst wurden.

Wickel können kalt oder warm sein. Kalte Umschläge leiten überschüssige Körperwärme ab und verhindern dadurch unter anderem auch Schwellungen nach stumpfen Verletzungen oder bei akuten Entzündungen. Warme Umschläge führen dem Körper Wärme zu und helfen dadurch bei der Muskelentspannung. Auch bringen sie manche Entzündungen zum reifen.

Es gibt zahlreiche verschiedene Wickel, die unterschiedlich angewendet werden und verschiedene Heilwirkungen haben.

Schüßler-Wickel anwenden

Generell werden Schüßler-Wickel sehr ähnlich zubereitet wie Wickel ohne Schüßlersalze. Der Unterschied liegt darin, dass man Schüßlersalze im Wasser auflöst.

Allgemeine Durchführung von Schüßler-Wickeln:

- Lösen Sie 10-20 Schüßlersalz-Tabletten in kaltem oder warmem Wasser auf. Die Schüßlersalze sollten zum jeweiligen Einsatzzweck passen.
- Tränken Sie das Innentuch des Wickels mit dem Schüßlersalze-Wasser.
- Wringen Sie das feuchte Tuch etwas aus.
- Wickeln Sie das feuchte Tuch um den zu behandelnden Körperbereich.
- Umwickeln Sie diese Innenschicht mit einem Zwischen- und einem Außentuch.
- Lassen Sie den Patienten für 20 Minuten bis mehrere Stunden ruhen, je nachdem, welchen Wickel Sie anwenden.
- Zur Intensivierung der Wirkung kann man die gleiche Schüßlersalze-Kombination, die man für den Wickel verwendet, auch innerlich als Heißgetränk (analog der Heißen Sieben) einnehmen.

Wickel-Grundregeln

Bei der Behandlung mit Wickeln und Umschlägen gibt es einige Grundregeln zu beachten, damit die Wickel (Umschläge, Auflagen, Packungen) nützen und nicht schaden.

- Bei ernsthaften Krankheiten sollte unbedingt der Arzt zu Rate gezogen werden, ob der geplante Umschlag zur Behandlung geeignet ist.
- Umschläge nur in ausreichend warmen und zugluftfreien Räumen durchführen.
- Umschläge im vorgewärmten Bett durchführen.
- Nach dem Essen mindestens eine halbe Stunde warten, bis man eine Wickel-Anwendung vornimmt.
- Kleine Umschläge können Erwachsene auch selbst anlegen, für größere Umschläge (z.B. Kurzwickel) braucht man einen Helfer.
- Bei Schwerkranken sollte ein Helfer während und nach der Wickel-Behandlung im Raum bleiben.
- Kalte Umschläge nur auf warmen Körperteilen.
- Umschläge in Ruhe, aber zügig anlegen.
- Die korrekte Durchführung eines Wickels ist wichtig, damit er seine Wirkung richtig entfalten kann. Für jede Art von Wickel gibt es unterschiedliche Dinge zu beachten.
- Während der Wickel einwirkt, bleibt man zugedeckt im Bett liegen.
- Nach der Wickel-Anwendung bleibt man noch 30 Minuten bis 1 Stunde im Bett liegen.
- Keine Ganzwaschung oder Halbbad nach einem Wickel.

Wickel-Zubehör

Wenn man sich und seine Familie regelmäßig mit Umschlägen und Wickeln behandeln will, lohnt es sich, eine spezielle Tuch-Ausstattung extra für Wickel anzuschaffen.

Solche Wickel-Ausstattungen bekommt man im Sanitäts-Fachgeschäft und Apotheken als Wickel-Fertigset oder auch bei Kneipp-Vereinen oder speziellen Shops.

Für den gelegentlichen Einsatz von Wickeln reichen aber auch Küchen-Handtücher, Taschentücher, Moltontücher, Wollschals und ähnliches.

Wickel bestehen immer aus drei Teilen:

- Nasses Innentuch, dünne Baumwolle oder Leinen.

- Trockenes Zwischentuch, dickes Baumwolltuch, z.B. Molton.
- Außentuch aus Wolle oder Flanell, möglichst dick zum Abhalten der Feuchtigkeit.

Außerdem braucht man eventuelle eine wasserfeste Unterlage.

Die Größe der Tücher richtet sich nach dem Körperteil, das umwickelt werden soll.

Die drei Tücher werden bei einem Wickel rund um ein Körperteil direkt an Ort und Stelle auf der Unterlage ausgebreitet, unten das Außentuch, dann das Zwischentuch und dann das Innentuch. Dann wird der zu wickelnde Körperteil auf die Tücher gelegt und schrittweise umwickelt.

Bei einer Auflage, die nicht um den ganzen Körperteil gewickelt werden soll, legt man sich die Tücher bereit, um sie nach und nach aufzulegen.

Wadenwickel

Wadenwickel sind wohl die bekanntesten Wickel.

Mit ihrer kühlenden Wirkung ziehen sie Wärme aus fiebrigen Körpern.

Achtung! Bei hohem Fieber sollte unbedingt der Arzt zu Rate gezogen werden!

Wirkung

Ein Wadenwickel zieht überschüssige Wärme aus den Waden und kühlt dadurch das überhöhte Fieber etwas herunter.

Bei Fieber sollte man beachten, dass es eigentlich eine sinnvolle Heilungsmaßnahme des Körpers ist, um Infektionen so schnell wie möglich zu bekämpfen.

Nur wenn das Fieber zu hoch steigt, also deutlich über 39° C, ist es sinnvoll, das Fieber etwas zu senken. Sehr hohes Fieber ist nämlich eine starke Belastung für den ganzen Organismus.

Der Wadenwickel ist nur dann sinnvoll, wenn der Patient das Fieber nicht nur im Inneren hat, sondern wenn die heiße Körpertemperatur schon nach außen gedrungen ist, der Kranke also vor Hitze glüht.

Ein Wadenwickel kann das Fieber um etwa 0,5° bis 1° C senken.

Durch die Ableitung von überschüssiger Wärme können Wadenwickel auch andere positive Wirkungen haben.

Anwendungsgebiete

Wadenwickel kann man zur Behandlung folgender Gesundheitsprobleme anwenden:

- Fieber
- Schlafstörungen
- Krampfadern
- Kopfschmerzen
- Durchblutungsstörungen in den Beinen

Schüßlersalze für den Wadenwickel

Die Schüßlersalze, die für den Wadenwickel verwendet werden, hängen vom jeweiligen Einsatzzweck ab.

Folgende Schüßlersalze eignen sich für Wadenwickel:

Fieber	• Nr. 3. Ferrum Phosphoricum • Nr. 5. Kalium Phosphoricum
Schlafstörungen	• Nr. 2. Calcium Phosphoricum • Nr. 7. Magnesium Phosphoricum
Krampfadern	• Nr. 1. Calcium Fluoratum • Nr. 4. Kalium Chloratum • Nr. 9. Natrium Phosphoricum
Kopfschmerzen	• Nr. 2. Calcium Phosphoricum • Nr. 7. Magnesium Phosphoricum • Nr. 8. Natrium Chloratum
Durchblutungsstörungen in den Beinen	• Nr. 2. Calcium Phosphoricum • Nr. 3. Ferrum Phosphoricum • Nr. 5. Kalium Phosphoricum

Am besten mischen Sie die jeweils angegebenen Schüßlersalze.

Falls Sie nicht alle zur Hand haben, können Sie auch einzelne Schüßlersalze verwenden.

Zur Intensivierung der Wirkung kann man die gleiche Schüßlersalze-Kombination, die man für den Wickel verwendet, auch innerlich als Kaltgetränk einnehmen.

Durchführung

Ein Wadenwickel wird folgendermaßen durchgeführt.

- Legen Sie, falls nötig, eine wasserfeste Unterlage auf das Bett in Höhe der Unterschenkel.
- Breiten Sie zwei Außentücher auf dem Bett aus, für jeden Unterschenkel eines.
- Legen Sie zwei Zwischentücher auf das jeweilige Außentuch, sodass es ein wenig übersteht.
- Gießen Sie Wasser in eine kleine Schüssel. Das Wasser sollte mit etwa 30°C lauwarm sein.
- Wenn das Wasser zu kalt ist, wirkt es einerseits zu schockartig und andererseits verengen sich die Blutgefäße so stark, dass die Körperwärme nicht gut abtransportiert werden kann.
- Lösen Sie 10-20 Schüßlersalz-Tabletten in dem Wasser auf. Die Schüßlersalze sollten zum jeweiligen Einsatzzweck passen.
- Tauchen Sie die Innentücher in das lauwarme Wasser.
- Wringen Sie die Innentücher leicht aus.
- Legen Sie die Innentücher auf das Zwischentuch.
- Lassen Sie den Patienten sich auf das Bett legen mit den Unterschenkeln jeweils auf der Mitte des Wickels.
- Wickeln Sie die Innentücher straff um
- Wickeln Sie die Zwischentücher um die Innentücher.
- Wickeln Sie die Außentücher um die Zwischentücher.
- Decken Sie den Patienten gut mit einer leichten Decke zu.
- Eine zu dicke Decke steigert eher das Fieber, daher sollte die Decke nur leicht sein.
- Lassen Sie den Wickel 15 Minuten einwirken.
- Nehmen Sie den Wickel dann wieder ab.
- Wiederholen Sie die Anwendung nach etwa einer Stunde falls nötig.
- Bei Fieber sollte der Kranke im Bett liegen bleiben, bis die fieberhafte Erkrankung wieder vorbei ist.
- Bei anderen Anwendungsgründen für den Wadenwickel sollte der Patient nach dem Wickel eine halbe Stunde in Ruhe liegen bleiben.

Brustwickel

Brustwickel werden vor allem bei Husten und Erkältungen eingesetzt.

Wirkung

Ein warmer Brustwickel hat eine wärmende Wirkung auf den Brustraum.

Dadurch wird festsitzender Schleim gelöst und die Durchblutung so gefördert, dass die Infektion vom Immunsystem besser bekämpft werden kann.

Ein kalter Brustwickel hingegen hat eine kühlende Wirkung und wird bei Milchstau und Brustentzündung stillender Mütter eingesetzt.

Anwendungsgebiete

Brustwickel kann man zur Behandlung folgender Gesundheitsprobleme anwenden:

- Husten
- Bronchitis
- Erkältung
- Milchstau (kalter Brustwickel)
- Brustentzündung (kalter Brustwickel)
- Fieber (kalter Brustwickel)

Schüßlersalze für den Brustwickel

Die Schüßlersalze, die für den Brustwickel verwendet werden, hängen vom jeweiligen Einsatzzweck ab.

Folgende Schüßlersalze eignen sich für Brustwickel:

Husten, Bronchitis	• Nr. 2. Calcium Phosphoricum • Nr. 3. Ferrum Phosphoricum • Nr. 4. Kalium Chloratum • Nr. 8. Natrium Chloratum
Erkältung	• Nr. 3. Ferrum Phosphoricum • Nr. 5. Kalium Phosphoricum • Nr. 10. Natrium Sulfuricum
Fieber	• Nr. 3. Ferrum Phosphoricum • Nr. 5. Kalium Phosphoricum
Milchstau	• Nr. 11. Silicea • Nr. 12. Calcium Sulfuricum
Brustentzündung	• Nr. 9. Natrium Phosphoricum • Nr. 11. Silicea • Nr. 12. Calcium Sulfuricum **Achtung! Arzt hinzuziehen!**

Am besten mischen Sie die jeweils angegebenen Schüßlersalze.

Falls Sie nicht alle zur Hand haben, können Sie auch einzelne Schüßlersalze verwenden.

Zur Intensivierung der Wirkung kann man die gleiche Schüßlersalze-Kombination, die man für den Wickel verwendet, auch innerlich als Heißgetränk (analog der Heißen Sieben) oder Kaltgetränk einnehmen.

Durchführung

Der Brustwickel reicht von den Achselhöhlen bis zum unteren Ende des Rippenbogens.

Warmer Brustwickel

Ein warmer Brustwickel wird folgendermaßen durchgeführt:

- Legen Sie, falls nötig, eine wasserfeste Unterlage auf das Bett in Höhe des Brustkorbs.
- Breiten Sie das Außentuch auf dem Bett aus.
- Legen Sie das Zwischentuch auf das Außentuch, sodass es ein wenig übersteht.
- Gießen Sie Wasser in eine kleine Schüssel. Das Wasser sollte sehr heiß sein.
- Lösen Sie 10-20 Schüßlersalz-Tabletten in dem Wasser auf. Die Schüßlersalze sollten zum jeweiligen Einsatzzweck passen.
- Tauchen Sie das Innentuch in das heiße Wasser.
- Wringen Sie das Innentuch gründlich aus.
- Legen Sie das Innentuch auf das Zwischentuch.
- Fühlen Sie, ob die Temperatur bis dahin so abgekühlt ist, dass es für die Haut gut erträglich ist.
- Lassen Sie den Patienten sich auf das Bett legen mit dem Brustkorb auf der Mitte des Wickels.
- Wickeln Sie das Innentuch straff um den Brustkorb.
- Wickeln Sie das Zwischentuch um das Innentuch.
- Wickeln Sie das Außentuch um das Zwischentuch.
- Decken Sie den Patienten gut zu.
- Lassen Sie den Wickel 30-90 Minuten einwirken.
- Nehmen Sie den Wickel dann wieder ab.
- Der Patient sollte anschließend eine halbe Stunde in Ruhe liegen bleiben.

Kalter Brustwickel

Ein kalter Brustwickel wird folgendermaßen durchgeführt:

- Legen Sie, falls nötig, eine wasserfeste Unterlage auf das Bett in Höhe des Brustkorbs.
- Breiten Sie das Außentuch auf dem Bett aus.
- Legen Sie das Zwischentuch auf das Außentuch, sodass es ein wenig übersteht.
- Gießen Sie Wasser in eine kleine Schüssel. Das Wasser sollte 18-25°C kalt sein.
- Lösen Sie 10-20 Schüßlersalz-Tabletten in dem Wasser auf. Die Schüßlersalze sollten zum jeweiligen Einsatzzweck passen.
- Tauchen Sie das Innentuch in das kalte Wasser.
- Wringen Sie das Innentuch leicht aus.
- Legen Sie das Innentuch auf das Zwischentuch.
- Zur Steigerung der Wirkung kann man auch kalten Quark etwa 1 cm dick auf das Tuch streichen.
- Lassen Sie den Patienten sich auf das Bett legen mit dem Brustkorb auf der Mitte des Wickels.
- Wickeln Sie das Innentuch um den Brustraum. Über den Brüsten sollte es gut überlappen, weil die Einwirkung dort am wichtigsten ist.
- Wickeln Sie das Zwischentuch um das Innentuch.
- Wickeln Sie das Außentuch um das Zwischentuch.
- Decken Sie die Patientin gut zu.
- Lassen Sie den Wickel 30-90 Minuten einwirken.
- Nehmen Sie den Wickel dann wieder ab.
- Die Patientin sollte anschließend eine halbe Stunde in Ruhe liegen bleiben.

Bauchwickel

Warme Bauchwickel sind gut geeignet, um krampfartige Bauchschmerzen zu lindern.

Wenn eine Wärmflasche nicht ausreicht, kann man einen Bauchwickel versuchen.

Wirkung

Ein Bauchwickel hat eine wärmende und entkrampfende Wirkung auf den Bauchraum.

Dadurch kann er gegen krampfartige Schmerzen im Bauchraum helfen.

Anwendungsgebiete

Bauchwickel kann man zur Behandlung folgender Gesundheitsprobleme anwenden:

- Magenkrämpfe
- Darmkolik
- Blähungen
- Gallenkolik
- Periodenkrämpfe

Schüßlersalze für den Bauchwickel

Die Schüßlersalze, die für den Bauchwickel verwendet werden, hängen vom jeweiligen Einsatzzweck ab.

Folgende Schüßlersalze eignen sich für Bauchwickel:

Magenkrämpfe	• Nr. 7. Magnesium Phosphoricum • Nr. 16. Lithium chloratum
Darmkolik	• Nr. 7. Magnesium Phosphoricum • Nr. 16. Lithium chloratum
Blähungen	• Nr. 3. Ferrum Phosphoricum • Nr. 6. Kalium Sulfuricum • Nr. 7. Magnesium Phosphoricum
Gallenkolik	• Nr. 7. Magnesium Phosphoricum • Nr. 19. Cuprum arsenicosum
Periodenkrämpfe	• Nr. 7. Magnesium Phosphoricum • Nr. 13. Kalium arsenicosum

Am besten mischen Sie die jeweils angegebenen Schüßlersalze.

Falls Sie nicht alle zur Hand haben, können Sie auch einzelne Schüßlersalze verwenden.

Zur Intensivierung der Wirkung kann man die gleiche Schüßlersalze-Kombination, die man für den Wickel verwendet, auch innerlich als Heißgetränk (analog der Heißen Sieben) einnehmen.

Durchführung

Der Bauchwickel reicht vom Rippenbogen bis zur Hüfte.

- Ein warmer Bauchwickel wird folgendermaßen durchgeführt:
- Legen Sie, falls nötig, eine wasserfeste Unterlage auf das Bett in Höhe des Bauches.
- Breiten Sie das Außentuch auf dem Bett aus.
- Legen Sie das Zwischentuch auf das Außentuch, sodass es ein wenig übersteht.
- Gießen Sie Wasser in eine kleine Schüssel. Das Wasser sollte sehr heiß sein.
- Lösen Sie 10-20 Schüßlersalz-Tabletten in dem Wasser auf. Die Schüßlersalze sollten zum jeweiligen Einsatzzweck passen.
- Tauchen Sie das Innentuch in das heiße Wasser.
- Wringen Sie das Innentuch gründlich aus.
- Legen Sie das Innentuch auf das Zwischentuch.
- Fühlen Sie, ob die Temperatur bis dahin so abgekühlt ist, dass es für die Haut gut erträglich ist.
- Lassen Sie den Patienten sich auf das Bett legen mit dem Bauch auf der Mitte des Wickels.
- Wickeln Sie das Innentuch straff um Bauch und Lenden.
- Wickeln Sie das Zwischentuch um das Innentuch.
- Wickeln Sie das Außentuch um das Zwischentuch.
- Decken Sie den Patienten gut zu.
- Lassen Sie den Wickel 30-90 Minuten einwirken.
- Nehmen Sie den Wickel dann wieder ab.
- Der Patient sollte anschließend eine halbe Stunde in Ruhe liegen bleiben.

Halswickel

Halswickel werden vor allem gegen Erkältungen, Halsschmerzen und Lymphknotenschwellungen eingesetzt.

Je nach Einsatzzweck werden Halswickel kalt oder warm angewendet.

Wirkung

Ein kalter Halswickel zieht überschüssige Wärme aus dem entzündeten Hals und aus dem Kopf. Er eignet sich, wenn man ein heißes, brennendes Gefühl im Hals hat.

Ein warmer Halswickel hat eine wärmende Wirkung auf den Hals. Er eignet sich beispielsweise zur Lösung des Schleimes bei länger andauernden Halsentzündungen.

Anwendungsgebiete

Halswickel kann man zur Behandlung folgender Gesundheitsprobleme anwenden:

- Halsschmerzen
- Erkältung
- Lymphknotenschwellung
- Nebenhöhlenentzündung
- Schluckbeschwerden
- Kehlkopfentzündung

Schüßlersalze für den Halswickel

Die Schüßlersalze, die für den Halswickel verwendet werden, hängen vom jeweiligen Einsatzzweck ab.

Folgende Schüßlersalze eignen sich für Halswickel:

Halsschmerzen	• Nr. 4. Kalium Chloratum
Erkältung	• Nr. 3. Ferrum Phosphoricum • Nr. 5. Kalium Phosphoricum • Nr. 10. Natrium Sulfuricum
Lymphknoten-schwellung	• Nr. 4. Kalium Chloratum • Nr. 9. Natrium Phosphoricum • Nr. 11. Silicea
Nebenhöhlenentzündung	• Nr. 4. Kalium Chloratum • Nr. 6. Kalium Sulfuricum • Nr. 8. Natrium Chloratum • Nr. 9. Natrium Phosphoricum • Nr. 12. Calcium Sulfuricum
Schluckbeschwerden	• Nr. 4. Kalium Chloratum
Kehlkopfentzündung	• Nr. 3. Ferrum Phosphoricum • Nr. 4. Kalium Chloratum • Nr. 8. Natrium Chloratum

Am besten mischen Sie die jeweils angegebenen Schüßlersalze.

Falls Sie nicht alle zur Hand haben, können Sie auch einzelne Schüßlersalze verwenden.

Zur Intensivierung der Wirkung kann man die gleiche Schüßlersalze-Kombination, die man für den Wickel verwendet, auch innerlich als Heißgetränk (analog der Heißen Sieben) oder als Kaltgetränk einnehmen.

Durchführung

Ein Halswickel wird folgendermaßen durchgeführt.

- Legen Sie, falls nötig, eine wasserfeste Unterlage auf das Bett in Höhe des Halses.
- Breiten Sie das Außentuch auf dem Bett aus.
- Legen Sie das Zwischentuch auf das Außentuch, sodass es ein wenig übersteht.
- Gießen Sie Wasser in eine kleine Schüssel. Das Wasser sollte für den kalten Halswickel 18°C kalt und für den warmen Halswickel 36-40°C warm sein.
- Lösen Sie 10-20 Schüßlersalz-Tabletten in dem Wasser auf. Die Schüßlersalze sollten zum jeweiligen Einsatzzweck passen.
- Tauchen Sie das Innentuch in das kalte Wasser.
- Wringen Sie das Innentuch gründlich aus.
- Legen Sie das Innentuch auf das Zwischentuch.
- Lassen Sie den Patienten sich auf das Bett legen mit dem Hals auf der Mitte des Wickels.
- Wickeln Sie das Innentuch um den Hals.
- Wickeln Sie das Zwischentuch um das Innentuch.
- Wickeln Sie das Außentuch um das Zwischentuch.
- Decken Sie den Patienten gut zu.
- Lassen Sie den kalten Wickel 10-30 Minuten und den warmen Wickel 2-3 Stunden einwirken.
- Nehmen Sie den Wickel dann wieder ab.
- Wiederholen Sie die Anwendung falls nötig mehrmals.
- Umwickeln Sie den Hals anschließend mit einem dünnen trockenen Tuch.
- Der Patient sollte anschließend eine halbe Stunde in Ruhe liegen bleiben.

Waschung

Vor allem zur Hautpflege kann man Schüßlersalz-Waschungen vornehmen.

Schüßlersalz-Waschungen eignen sich jedoch auch, um mittlere oder größere Hautbereiche fettfrei und sanft mit Schüßlersalzen zu behandeln.

Für folgende Anwendungsbereiche sind Waschungen besonders gut geeignet:

- Nr. 1. Calcium Fluoratum: Verhärtungen des Gewebes
- Nr. 2. Calcium Phosphoricum: Ekzeme
- Nr. 3. Ferrum Phosphoricum: Prellungen
- Nr. 4. Kalium Chloratum: Krampfadern
- Nr. 5. Kalium Phosphoricum: Quetschungen
- Nr. 6. Kalium Sulfuricum: Ekzeme, Psoriasis
- Nr. 7. Magnesium Phosphoricum: Juckreiz, Schmerzen
- Nr. 8. Natrium Chloratum: Arthrose, Insektenstiche
- Nr. 9. Natrium Phosphoricum: Hautunreinheiten, Orangenhaut
- Nr. 10. Natrium Sulfuricum: Geschwollene Füße
- Nr. 11. Silicea: Bindegewebsschwäche
- Nr. 12. Calcium Sulfuricum: Rheumatische Schmerzen

Zutaten

- 3 - 10 Schüßlersalz-Tabletten nach Wahl
- 1/4 - 3 Liter Wasser

Auswahl der Salze

Sie können die Schüßlersalze nach dem jeweiligen Bedarf auswählen.

Je nach Bedarf können Sie eine einzelne Salzsorte oder eine Mischung aus mehreren Salzsorten verwenden.

Wassertemperatur

Das Wasser zur Waschung kann warm sein, wenn man die Hautporen erweitern und die Haut entspannen will.

Das Wasser zur Waschung sollte kalt sein, wenn man die Haut erfrischen und straffen will.

Anleitung

- Lösen Sie die Tabletten in dem Wasser auf.
- Waschen Sie die betroffene Hautstelle mehrmals mit dem Schüßler-salz-Wasser.
- Tupfen Sie die Haut anschließend nur vorsichtig trocken - nicht ab-reiben zum Trocknen.

Bäder

Zur intensiven äußerlichen Schüßlersalz-Anwendung mit Wasser kann man Teil- oder Vollbäder durchführen.

Die Schüßler-Salze können bei einem Bad direkt auf die Haut wirken.

Sie können auch von der Haut aufgenommen werden und dadurch in den Körper gelangen.

So können die Schüßlersalze sehr intensiv wirken, weil sie von einer großen Fläche aufgenommen werden.

Vollbad

Ein Schüßler-Vollbad ist eine ganz besonders intensive Anwendung.

Der ganze Körper kann über die Haut die Wirkstoffe der Schüßlersalze aufnehmen.

Hinzu kommt die klassische Wirkung eines Vollbads, das eine stark entspannende Auswirkung hat.

Schüßler-Vollbäder können gegen Schlaflosigkeit, Stress und rheumatische Beschwerden helfen.

Zutaten für ein Schüßler-Vollbad

- Für ein Vollbad brauchen Sie bis zu 100 Schüßlersalz-Tabletten.
- Wenn Sie die homöopathische Potenz D3 verwenden, kommen Sie mit erheblich weniger Tabletten aus: ca. 1 bis 5 Tabletten
- Auf Wunsch können Sie auch andere Wirkstoffe hinzugeben, z.B. Heublumen-Auszüge, ätherische Öle, Lehm, Meersalz, Natron.

Folgende Schüßlersalze eignen sich hierbei für folgende Aufgaben:

Schlaflosigkeit, Stress	• Nr. 2. Calcium Phosphoricum • Nr. 5. Kalium Phosphoricum • Nr. 7. Magnesium Phosphoricum
Gliederschmerzen, Rheuma, Muskelschmerzen	• Nr. 3. Ferrum Phosphoricum • Nr. 4. Kalium Chloratum • Nr. 6. Kalium Sulfuricum • Nr. 9. Natrium Phosphoricum • Nr. 12. Calcium Sulfuricum

Teilbäder

Bei Teilbädern wird ganz gezielt ein erkrankter Körperteil gebadet.

Es gibt Sitzbäder für Unterleibs- und Blasenbeschwerden, Fußbäder für kalte Füße und Armbäder gegen Kreislaufschwäche.

Folgende Schüßlersalze eignen sich hierbei für folgende Aufgaben:

Unterleibs-beschwerden, Blasenbeschwerden	• Nr. 2. Calcium Phosphoricum • Nr. 3. Ferrum Phosphoricum • Nr. 6. Kalium Sulfuricum • Nr. 7. Magnesium Phosphoricum
Kalte Füße	• Nr. 1. Calcium Fluoratum • Nr. 8. Natrium Chloratum
Kreislaufschwäche	• Nr. 3. Ferrum Phosphoricum • Nr. 4. Kalium Chloratum

Zutaten für ein Schüßler-Teilbad

- Für ein Teilbad lösen Sie etwa 7 bis 20 Tabletten in der benötigten Menge Wasser auf.

Je nach Bedarf können Sie eine einzelne Salzsorte oder eine Mischung aus mehreren Salzsorten verwenden.

Anleitung

- Lösen Sie die Tabletten in etwas lauwarmem Wasser auf.
- Geben Sie warmes Wasser in die Badewanne (für ein Vollbad) oder eine geeignete Teilwanne (für Teilbäder).

- Gießen Sie die aufgelösten Schüßlersalze in das Badewasser.
- Rühren Sie gründlich um, damit sich die Schüßlersalze gut im Wasser verteilen.
- Legen Sie sich in das Badewasser oder tauchen Sie den zu badenden Körperteil ein.
- Bleiben Sie 15 bis 20 Minuten im Badewasser.
- Tupfen Sie sich anschließend nur vorsichtig trocken, damit die Schüßlersalze auf der Haut noch nachwirken können.
- Legen Sie sich dann für etwa eine Stunde gut zugedeckt hin und ruhen Sie sich aus.

Massagen

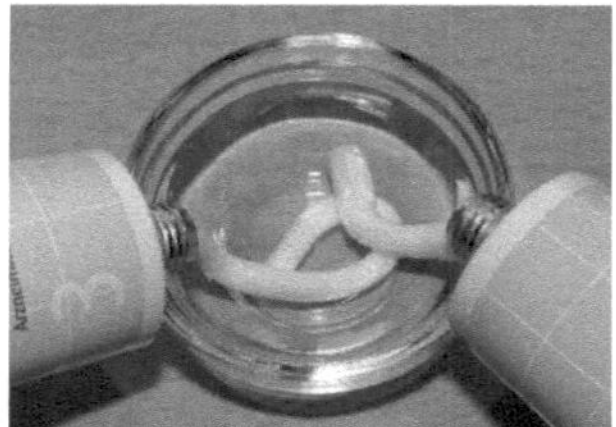

Vor allem die fettreichen Schüßler-Salben eignen sich sehr gut für Massage-Anwendungen, weil sie nicht sofort einziehen.

Man kann dazu mehrere Schüßler-Salben mischen, die zum gewünschten Einsatzzweck passen (Siehe Seite 50).

Außerdem kann man auf Wunsch ätherische Öle nach Wahl hinzufügen. Die ätherischen Öle wirken einerseits krampflösend und durchblutungsfördernd und können außerdem entspannend auf die Seele einwirken (Siehe Seite 51).

Mit solch einer duftenden oder duftfreien Salbenmischung kann man schmerzhaft verspannte Bereiche des Körpers massieren.

Dazu knetet man den verspannten Bereich. Außerdem kann man klopfen, drücken und kreisende Druckbewegungen machen.

Folgende Schüßler-Salben eignen sich besonders gut für Massagen:

- Nr. 3. Ferrum Phosphoricum: Erste Hilfe
- Nr. 7. Magnesium Phosphoricum: Verkrampfungen, Schmerzen

Als eventuelle ätherische Öle sind nahezu alle ätherischen Öle geeignet.

- Gegen Verkrampfungen helfen besonders: Kiefer und Minze.
- Gegen Unruhe und Schmerzen hilft: Lavendel
- Gegen Müdigkeit und Erschöpfung hilft: Rosmarin

Innerliche Anwendung der Schüßlersalze

Ergänzend zur äußerlichen Behandlung durch Salben, Cremes, Umschläge, Bäder und andere Methoden kann man die Schüßlersalze auch innerlich anwenden. Die kombinierte Anwendung von außen und von innen fördert den Heilungsprozess.

Anwendung der Tabletten:

Die gängige Anwendung der Schüßler-Salze ist

3 bis 6 Mal täglich 1 bis 2 Tabletten

Die Tabletten werden nacheinander einzeln in den Mund gesteckt und langsam auf der Zunge zergehen lassen.

In akuten Fällen nimmt man alle 5 Minuten eine Tablette, bis sich das Befinden bessert, längstens jedoch einen halben bis ganzen Tag lang. Danach geht man zur normalen Dosis über.

Kinder nehmen 3 bis 4 Mal täglich eine Tablette.

Hochdosierung

Wenn man davon ausgeht, dass die Behandlung durch Schüßler-Salze eine Substitutionstherapie darstellt, kann man die Tabletten auch hochdosiert einnehmen. Manche Anwender nehmen in diesem Fall jede Minute eine Tablette ein.

Schüßler-Heißgetränk – Heiße Sieben

Die heiße Sieben ist eine Anwendung in heißem Wasser, die besonders intensiv wirkt. Sie wird meistens mit dem Schüßlersalz Nr. 7 Magnesium Phosphoricum durchgeführt, was ihren Namen erklärt.

Auch andere Schüßler-Salze können so angewendet werden, wie die heiße Sieben (Analog zur heißen Sieben). Die Wirkung ist dann besonders schnell und intensiv. Bei anderen Schüßler-Salzen ist diese Anwendungsform jedoch nicht sehr verbreitet.

- 10 Tabletten werden in eine Tasse gegeben.
- Dazu wird heißes Wasser gekippt.
- In wenigen Minuten lösen sich die Tabletten auf.
- Wenn sich die Tabletten aufgelöst haben, trinkt man die heiße Sieben in kleinen Schlucken.

Schüßler-Beauty-Tipps

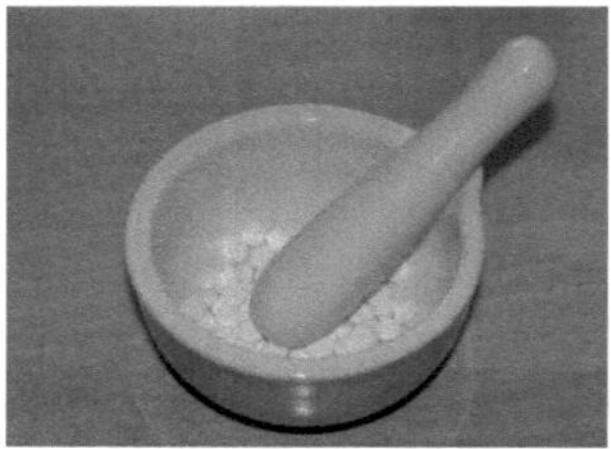

Schüßlersalze eignen sich hervorragend zur Unterstützung Ihrer Schönheit.

Am besten fördern Sie Ihre Schönheit sowohl von Innen als auch von Außen.

Hier widmen wir uns vor allem den Beauty-Anwendungen von außen durch Salben, Cremes, Gels, Masken, Waschungen und Bäder.

Gesichtsmaske

Mit Gesichtsmasken kann man seinem Gesicht eine deutlich sichtbare und spürbare Freude machen.

Je nach Hauttyp sind unterschiedliche Arten von Gesichtsmaske besonders gut geeignet, um der persönlichen Schönheit zu dienen.

Schüßler-Brei Gesichtsmaske

Die klassische Schüßler-Gesichtsmaske besteht aus einem Tabletten-Brei, der auf das Gesicht aufgetragen wird.

Diese Tablettenbrei-Gesichtsmaske klärt und erfrischt die Haut.

Dadurch eignet sich die Schüßler-Brei Gesichtsmaske besonders gut zur Behandlung von Hautunreinheiten und Akne.

Auch nach großen Anstrengungen und Stress kann eine Schüßler-Brei Gesichtsmaske das Gesicht erfrischen.

Folgende Schüßler-Salze eignen sich für folgende Aufgaben:

Akne, fettige Haut	• Nr. 8. Natrium Chloratum • Nr. 9. Natrium Phosphoricum • Nr. 12. Calcium Sulfuricum
Stressfolgen	• Nr. 2. Calcium Phosphoricum • Nr. 5. Kalium Phosphoricum • Nr. 7. Magnesium Phosphoricum • Nr. 8. Natrium Chloratum
Pigmentflecken	• Nr. 6. Kalium Sulfuricum • Nr. 10. Natrium Sulfuricum

Couperose	• Nr. 4. Kalium Chloratum • Nr. 1. Calcium Fluoratum
Hautgrieß	• Nr. 4. Kalium Chloratum

Da die Schüßler-Brei Gesichtsmaske etwas austrocknend wirkt und die Haut ein wenig reizt, eignet sie sich weniger zur Behandlung von trockener und gereizter Haut. In solchen Fällen wendet man besser eine Schüßler-Salben Maske an oder eine Schüßler-Maske mit Quark oder Heilerde.

Zutaten für die Schüßler-Brei Gesichtsmaske

- 30 – 50 Schüßler-Salz Tabletten nach Wahl (D3 oder D6)
- Etwas Wasser

Anleitung

So wenden Sie eine Schüßler-Brei Gesichtsmaske an:

- Geben Sie die Schüßlersalz-Tabletten am besten in einen Mörser.
- Falls Sie keinen Mörser haben, können Sie die Tabletten auch unzerkleinert mit Wasser auflösen.
- Mörsern Sie die Tabletten zu einem feinen Pulver.
- Geben Sie das Pulver in ein kleines Schälchen, wenn Sie den Mörser nicht befeuchten wollen.
- Als nächstes wird das Schüßlersalze-Pulver mit Wasser vermischt.
- Geben Sie das Wasser nach und nach zu dem Schüßlersalze-Pulver.
- Rühren Sie das Wasser jeweils gut unter, bevor Sie mehr Wasser hinzufügen.
- Für die Maske sollte die Schüßlersalze-Wasser-Mischung eine breiartige Konsistenz bekommen, damit sie sich gut auftragen lässt.
- Der Brei sollte weder zu dünn sein noch zu dickflüssig.
- Verstreichen Sie den Schüßlersalze-Brei etwa messerrückendick auf dem Gesicht. Sparen Sie Augen und Mund dabei aus.
- Lassen Sie die Gesichtsmaske 10-20 Minuten einwirken.
- Wenn Sie eine leichte Peeling-Wirkung erzielen wollen, rubbeln Sie Masse anschließend ab, sonst entfernen Sie die Masse behutsam.
- Waschen Sie Ihr Gesicht anschließend mit reichlich Wasser.
- Zum Abschluss cremen Sie Ihr Gesicht mit Ihrer bevorzugten Schüßler-Creme ein.

Foto-Anleitung

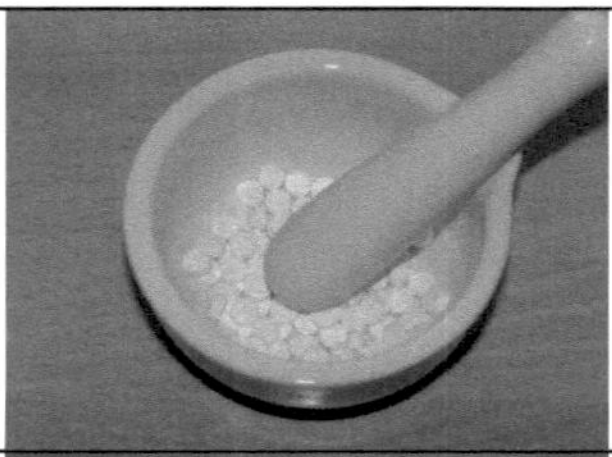	Geben Sie die Schüßlersalz-Tabletten am besten in einen Mörser. Falls Sie keinen Mörser haben, können Sie die Tabletten auch unzerkleinert mit Wasser auflösen.
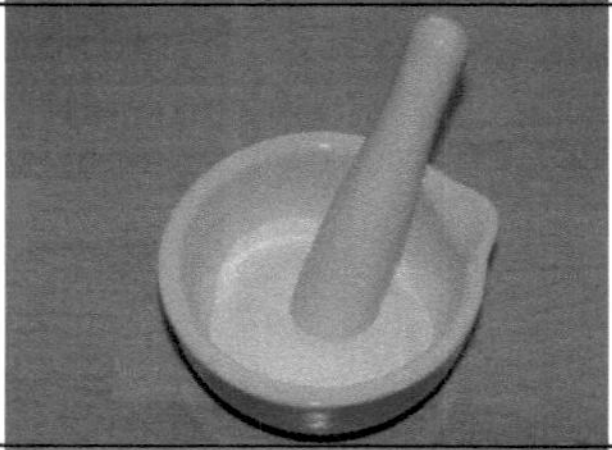	Mörsern Sie die Tabletten zu einem feinen Pulver. Geben Sie das Pulver in ein kleines Schälchen, wenn Sie den Mörser nicht befeuchten wollen.
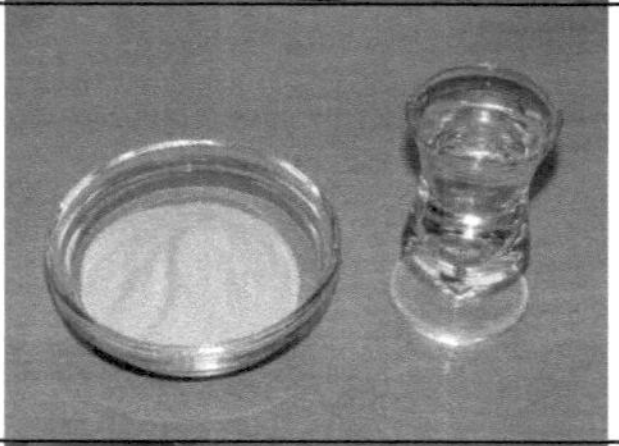	Als nächstes wird das Schüßlersalze-Pulver mit Wasser vermischt.
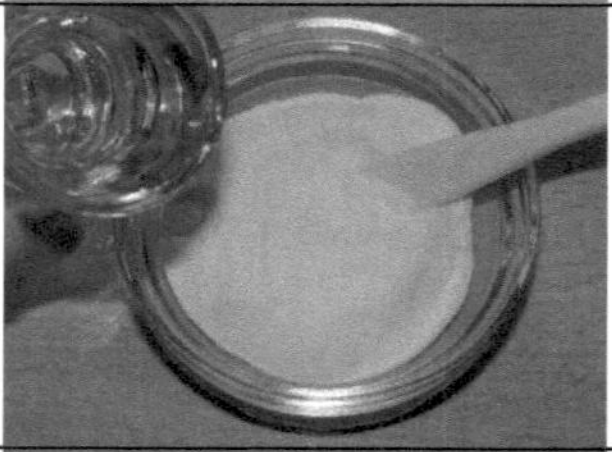	Geben Sie das Wasser nach und nach zu dem Schüßlersalze-Pulver. Rühren Sie das Wasser jeweils gut unter, bevor Sie mehr Wasser hinzufügen.
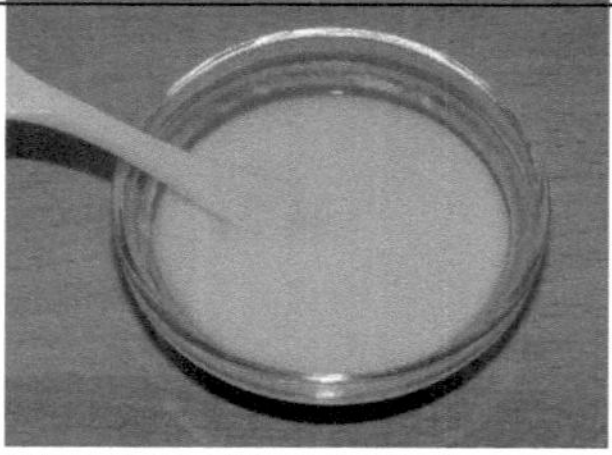	Für die Gesichtsmaske sollte die Schüßlersalze-Wasser-Mischung eine breiartige Konsistenz bekommen, damit sie sich gut auftragen lässt. Der Brei sollte weder zu dünn sein noch zu dickflüssig.

<table>
<tr><td>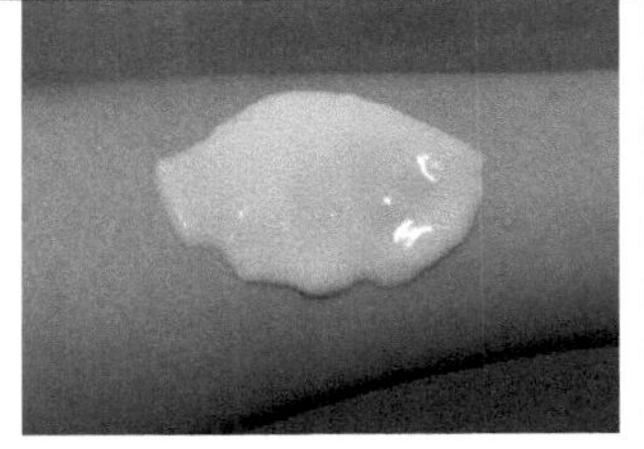</td><td>Verstreichen Sie den Schüßlersalze-Brei etwa messerrückendick auf dem Gesicht. Sparen Sie Augen und Mund dabei aus.

Lassen Sie die Gesichtsmaske 10-20 Minuten einwirken.

Wenn Sie eine leichte Peeling-Wirkung erzielen wollen, rubbeln Sie Maske-Masse anschließend ab, sonst entfernen Sie die Masse behutsam.

Waschen Sie Ihr Gesicht anschließend mit reichlich Wasser.

Zum Abschluss cremen Sie Ihr Gesicht mit Ihrer bevorzugten Schüßler-Creme ein.</td></tr>
</table>

Schüßler-Salben Gesichtsmaske

Gesichtsmasken mit Schüßler-Salben haben eine ausgeprägt nährende Wirkung auf die Gesichtshaut.

Weil sie viel Fett enthalten, eignen sich Gesichtsmasken mit Schüßler-Salben vor allem für trockene und gereizte Haut.

Sie können auch Falten mit einer Schüßler-Salben Gesichtsmaske lindern.

Folgende Schüßler-Salze eignen sich für folgende Aufgaben:

<table>
<tr><td>Trockene Haut</td><td>• Nr. 8. Natrium Chloratum
• Nr. 9. Natrium Phosphoricum</td></tr>
<tr><td>Gereizte Haut</td><td>• Nr. 6. Kalium Sulfuricum
• Nr. 7. Magnesium Phosphoricum
• Nr. 10. Natrium Sulfuricum</td></tr>
<tr><td>Falten</td><td>• Nr. 1. Calcium Fluoratum
• Nr. 11. Silicea</td></tr>
</table>

Da die Schüßler-Salben Gesichtsmaske ziemlich fettreich ist, kann sie bei fettiger Haut die Poren verstopfen. Sie ist also nicht für fettige und unreine Haut geeignet, sondern für trockene und gereizte Haut.

Zutaten für die Schüßler-Salben Gesichtsmaske

- Schüßler-Salbe nach Wahl

Wenn Sie mehrere Schüßler-Salben verwenden wollen, können Sie diese direkt vor der Anwendung miteinander vermischen.

Anleitung

So wenden Sie eine Schüßler-Salben Gesichtsmaske an:

- Streichen Sie die Schüßler-Salbe etwa messerrückendick auf Ihr Gesicht. Sparen Sie Augen und Mund dabei aus.
- Lassen Sie die Gesichtsmaske 10-20 Minuten einwirken.
- Entfernen Sie anschließend die Masse mit einem Kosmetiktuch.
- Massieren Sie eventuelle Reste der Salbe behutsam in die Gesichtshaut ein, bis sie eingezogen sind.

Schüßlersalze Quark-Maske

Bei einer Schüßler-Salze Quark-Maske kombinieren Sie die schönheitsfördernde Wirkung von Quark mit der der Schüßler-Salze.

Schüßler-Salze Quark-Masken eignen sich sowohl für unreine Haut als auch für trockene Haut. Sie haben eine nährende und belebende Wirkung auf die Haut.

Verwenden Sie die gleichen Schüßlersalze-Kombinationen wie bei den anderen Masken vorgeschlagen.

Zutaten für die Schüßler-Salze Quark-Maske

- 50 – 100 gr Quark
- 10-20 Schüßlersalz-Tabletten nach Wahl (D3 oder D6)
- Etwas Wasser

Anleitung

So wenden Sie eine Schüßler-Salze Quark-Maske an:

- Lösen Sie die Schüßlersalz-Tabletten mit etwas Wasser auf, sodass ein Brei entsteht.
- Vermischen Sie die aufgelösten Schüßlersalz-Tabletten mit dem Quark.

- Streichen Sie die Quark-Schüßlersalze-Mischung etwa messerrückendick auf dem Gesicht. Sparen Sie Augen und Mund dabei aus.
- Lassen Sie die Gesichtsmaske 10-20 Minuten einwirken.
- Entfernen Sie anschließend die Masse mit einem Kosmetiktuch.
- Waschen Sie Ihr Gesicht mit reichlich Wasser.
- Zum Abschluss cremen Sie Ihr Gesicht mit Ihrer bevorzugten Schüßler-Creme ein.

Schüßlersalze Heilerde-Maske

Heilerde wirkt beruhigend und entzündungshemmend auf die Haut. Sie ist daher als Gesichtsmaske sehr beliebt.

In Kombination mit Schüßlersalzen wird solch eine Gesichtsmaske noch wirksamer. Sie eignen sich sowohl für unreine Haut als auch für trockene oder gereizte Haut.

Verwenden Sie die gleichen Schüßlersalze-Kombinationen wie bei den anderen Masken vorgeschlagen.

Zutaten für die Schüßler-Salze Quark-Maske

- 3-4 Teelöffel Heilerde (aus der Drogerie oder Apotheke)
- 10-20 Schüßlersalz-Tabletten nach Wahl (D3 oder D6)
- Etwas Wasser

Anleitung

So wenden Sie eine Schüßler-Salze Heilerde -Maske an:

- Zerkleinern Sie die Schüßlersalz-Tabletten, am besten in einem Mörser.
- Geben Sie die Heilerde hinzu und vermischen Sie beides.
- Lösen Sie die Pulvermischung mit etwas Wasser auf, sodass ein dicker Brei entsteht.
- Streichen Sie die Heilerde-Schüßlersalze-Mischung etwa messerrückendick auf dem Gesicht. Sparen Sie Augen und Mund dabei aus.
- Lassen Sie die Gesichtsmaske 10-20 Minuten einwirken.
- Entfernen Sie anschließend die Masse mit einem Kosmetiktuch.
- Waschen Sie Ihr Gesicht mit reichlich Wasser.
- Zum Abschluss cremen Sie Ihr Gesicht mit Ihrer bevorzugten Schüßler-Creme ein.

Kompressen

Gesichtskompresse

Eine Gesichtskompresse ist eine unkomplizierte Methode, um Ihre Gesichtshaut schnell zu erfrischen und zu beleben. Sie eignet sich hervorragend, wenn Sie Ihre Haut nach einem langen Arbeitstag für einen schönen Abend wieder frisch machen wollen.

Folgende Schüßlersalze eignen sich besonders für eine Gesichtskompresse:

Stressfolgen	• Nr. 2. Calcium Phosphoricum • Nr. 5. Kalium Phosphoricum • Nr. 7. Magnesium Phosphoricum • Nr. 8. Natrium Chloratum
Gereizte Haut	• Nr. 6. Kalium Sulfuricum • Nr. 7. Magnesium Phosphoricum • Nr. 10. Natrium Sulfuricum

Zutaten für die Schüßler-Salze Gesichtskompresse

- 10 Schüßlersalz-Tabletten nach Wahl (D3 oder D6)
- Etwa 50 ml lauwarmes Wasser
- Ein doppeltes Küchenkrepp-Papier oder ein Baumwolltuch

Anleitung

So wenden Sie eine Schüßler-Salze Gesichtskompresse an:

- Lösen Sie die Schüßlersalz-Tabletten mit etwas Wasser auf.
- Tauchen Sie das Küchenpapier in das Wasser, bis es vollständig durchtränkt ist.
- Wringen Sie das Küchenpapier gründlich aus.
- Legen Sie das feuchte Küchenpapier auf Ihr Gesicht und drücken Sie es sanft an die Haut, sodass es gut aufliegt.
- Legen Sie sich hin und lassen Sie die Gesichtskompresse 10-20 Minuten einwirken.
- Entfernen Sie anschließend die Gesichtskompresse.
- Waschen Sie Ihr Gesicht mit reichlich Wasser.
- Zum Abschluss cremen Sie Ihr Gesicht mit Ihrer bevorzugten Schüßler-Creme ein.

Augenkompresse

Mit Augenkompressen können Sie müde Augen wieder munter machen.

Augenkompressen helfen auch gegen Krähenfüße, Schlupflider, geschwollene Augenlider und Sehstörungen durch Müdigkeit.

Folgende Schüßlersalze eignen sich besonders für Augenkompressen:

Müde Augen	• Nr. 1. Calcium Fluoratum • Nr. 5. Kalium Phosphoricum • Nr. 8. Natrium Chloratum
Trockene Augen	• Nr. 8. Natrium Chloratum
Krähenfüße	• Nr. 1. Calcium Fluoratum • Nr. 11. Silicea
Geschwollene Augenlider	• Nr. 8. Natrium Chloratum • Nr. 10. Natrium Sulfuricum
Tränensäcke	• Nr. 8. Natrium Chloratum • Nr. 10. Natrium Sulfuricum
Schlupflider	• Nr. 11. Silicea • Nr. 22 Calcium carbonicum

Zutaten für die Schüßler-Salze Augenkompresse

- 10 Schüßlersalz-Tabletten nach Wahl (D3 oder D6)
- Etwa 30 ml lauwarmes oder kühles Wasser
- Wattepads

Anleitung

So wenden Sie Schüßler-Salze Augenkompressen an:

- Lösen Sie die Schüßlersalz-Tabletten mit etwas Wasser auf.
- Tauchen Sie die Wattepads in das Wasser, bis sie vollständig durchtränkt sind.
- Drücken Sie die Wattepads gründlich aus.
- Legen Sie die feuchten Wattepads auf Ihre geschlossenen Augen und drücken Sie sie ganz sanft an, sodass sie gut aufliegen.
- Legen Sie sich hin und lassen Sie die Augenkompressen 10-20 Minuten einwirken.
- Entfernen Sie anschließend die Augenkompressen wieder.

Akne

Akne und unreine Haut treten vor allem in der Pubertät auf, gerade dann, wenn der Wunsch nach Schönheit besonders erwacht.

Aber auch in späteren Jahren kann es noch zu lästigen Pickeln kommen.

Am besten behandelt man Akne sowohl von Innen als auch von Außen, um eine möglichst intensive Heilwirkung zu erzielen.

Folgende Schüßler-Salze eignen sich gut zur Behandlung von Akne:

- Nr. 8. Natrium Chloratum
- Nr. 9. Natrium Phosphoricum
- Nr. 12. Calcium Sulfuricum

Behandlung

Innerlich

Nehmen Sie die drei vorgeschlagenen Schüßlersalze im Wechsel ein, das heißt, morgens, mittags und abends jeweils eine Salz-Sorte.

Nehmen Sie jeweils 3 bis 6 Tabletten ein.

Lassen Sie sie einzeln im Munde zergehen.

Äußerlich

Waschen Sie morgens und abends Ihr Gesicht mit lauwarmem Wasser.

Fügen Sie dem Waschwasser so oft wie möglich eine Mischung der drei Schüßlersalz-Sorten zu.

Cremen Sie Ihre Gesichtshaut morgens und abends mit einer leichten Schüßler-Creme oder einem Schüßler-Gel ein.

Machen Sie ein oder zwei Mal pro Woche eine Schüßler-Brei Gesichtsmaske (Siehe Seite 110) oder eine Maske mit Quark oder Heilerde.

Ergänzende Tipps gegen Akne

- Trinken Sie täglich 2-3 Liter Wasser, damit der Körper Abfallstoffe gut ausspülen kann.
- Machen Sie hin und wieder ein Gesichtsdampfbad, um die Poren zu reinigen.
- Gehen Sie regelmäßig an die frische Luft, um die Haut zu beleben.

Trockene Haut

Mit zunehmendem Alter wird die Haut immer trockener, bis die meisten Frauen jenseits der 40 unter trockener Haut leiden.

Wenn die Haut zu stark austrocknet, kann sie gereizt werden. Es kommt zu Rötungen, Juckreiz und Abschuppungen.

Daher ist es hilfreich, wenn man trockene Haut regelmäßig pflegt.

Folgende Schüßlersalze eignen sich zur Behandlung von trockener Haut:

- Nr. 8. Natrium Chloratum
- Nr. 9. Natrium Phosphoricum

Behandlung

Innerlich

Nehmen Sie die beiden vorgeschlagenen Schüßlersalze im Wechsel ein, das heißt, morgens und mittags jeweils eine Salz-Sorte. Abends können Sie die beiden Sorten kombinieren.

Nehmen Sie jeweils 3 bis 6 Tabletten ein.

Lassen Sie sie einzeln im Munde zergehen.

Äußerlich

Waschen Sie morgens und abends Ihr Gesicht mit lauwarmem Wasser.

Fügen Sie dem Waschwasser so oft wie möglich eine Mischung der beiden Schüßlersalz-Sorten zu.

Cremen Sie Ihre Gesichtshaut morgens und abends mit einer fettreichen Schüßler-Creme ein.

Machen Sie ein oder zwei Mal pro Woche eine Schüßlersalben-Gesichtsmaske (Siehe Seite 113).

Ergänzende Tipps gegen trockene Haut

- Trinken Sie täglich 2-3 Liter Wasser, damit die Hautzellen genügend Feuchtigkeit speichern können.
- Achten Sie auf feuchte Raumluft. Besorgen Sie sich einen guten Luftbefeuchter, wenn Sie sich viel in Räumen mit trockener Heizungsluft aufhalten müssen.

Falten

Auch Falten kommen mit den Jahren und nehmen immer mehr zu.

Falten sind geradezu ein Symbol fürs Altern und werden entsprechend gefürchtet und bekämpft.

Folgende Schüßler-Salze eignen sich gut zur Behandlung von Falten:

- Nr. 1. Calcium Fluoratum
- Nr. 11. Silicea

Behandlung

Innerlich

Nehmen Sie die beiden vorgeschlagenen Schüßlersalze im Wechsel ein, das heißt, morgens und mittags jeweils eine Salz-Sorte. Abends können Sie die beiden Sorten kombinieren.

Nehmen Sie jeweils 3 bis 6 Tabletten ein.

Lassen Sie sie einzeln im Munde zergehen.

Äußerlich

Fügen Sie dem Waschwasser für Ihr Gesicht so oft wie möglich eine Mischung der beiden Schüßlersalz-Sorten zu.

Cremen Sie Ihre Gesichtshaut morgens und abends mit einer fett- und feuchtigkeitsreichen Schüßler-Creme ein. Massieren Sie die Creme sanft mit kreisenden Bewegungen in die Gesichtshaut ein.

Machen Sie ein oder zwei Mal pro Woche eine Schüßlersalben-Gesichtsmaske (Siehe Seite 113).

Ergänzende Tipps gegen Falten

- Trinken Sie täglich 2-3 Liter Wasser, damit die Hautzellen prall genug gefüllt sein können.

Stressfolgen

Nach einem anstrengenden Tag ist die Gesichtsfarbe oft grau und die Haut wirkt schlaff. Ein Schläfchen wäre angesagt, aber manchmal will man abends ausgehen und sich dabei schön fühlen.

Folgende Schüßler-Salze eignen sich zur Behandlung von Stressfolgen:

- Nr. 2. Calcium Phosphoricum
- Nr. 5. Kalium Phosphoricum
- Nr. 7. Magnesium Phosphoricum
- Nr. 8. Natrium Chloratum

Behandlung

Legen Sie eine Gesichtskompresse (Seite 116) auf oder machen Sie eine Gesichtsmaske mit Schüßlersalzen (Seite 110).

Cremen Sie Ihre Gesichtshaut anschließend mit Ihrer bevorzugten Schüßler-Creme ein.

Ergänzende Tipps gegen Stressfolgen

- Trinken Sie ein oder zwei Gläser Wasser.
- Machen Sie ein kaltes Armbad.

Cellulite

Cellulite wird auch Orangenhaut genannt, weil die Haut an der Außenseite der Oberschenkel ein wenig wie die Schale von Orangen aussieht.

Sehr viele Frauen leiden im Laufe ihres Lebens unter Cellulite, oft sogar schon in jungen Jahren.

Bei Übergewicht tritt die Cellulite verstärkt auf, aber auch bei Normalgewicht kann es schon zu Cellulite kommen.

Mithilfe von Schüßlersalzen kann man die Cellulite deutlich sichtbar lindern, sodass man sich in seiner Haut wieder wohl fühlt.

Folgende Schüßler-Salze eignen sich zur Behandlung von Cellulite:

- Nr. 8. Natrium Chloratum
- Nr. 9. Natrium Phosphoricum
- Nr. 10. Natrium Sulfuricum
- Nr. 11. Silicea

Behandlung

Behandeln Sie die Cellulite folgendermaßen:

Innerlich

Nehmen Sie die vier vorgeschlagenen Schüßlersalze im Wechsel ein, das heißt, morgens, mittags, nachmittags und abends jeweils eine Salz-Sorte.

Nehmen Sie jeweils 3 bis 6 Tabletten ein.

Lassen Sie sie einzeln im Munde zergehen.

Äußerlich

Mischen Sie sich folgende Massage-Salbe an:

- Salben der vier vorgeschlagenen Schüßler-Salze: Nummern 8, 9, 10 und 11.
- 1 Tropfen ätherisches Zypressen-Öl
- 1 Tropfen ätherisches Rosmarin-Öl

Die Mengenangaben der ätherischen Öle sind jeweils für eine Einzelanwendung. Sie können jedoch auch eine größere Menge zusammenmischen und dann entsprechend mehr Zutaten verwenden.

Vermischen Sie die Salben und ätherischen Öle gründlich miteinander (Siehe Seite 50).

Massieren Sie Ihre Oberschenkel morgens und abends mit dieser Schüßler-Massagesalbe ein.

Machen Sie ein oder zwei Mal pro Woche einen Schüßlersalben-Wickel um die Oberschenkel mit den vier Schüßlersalzen und warmen Wasser (Siehe Seite 93).

Ergänzende Tipps gegen Cellulite

- Bewegen Sie sich regelmäßig, z.B. Radfahren, Schwimmen, Gymnastik.
- Bauen Sie eventuelles Übergewicht ab.

Heilanwendungen

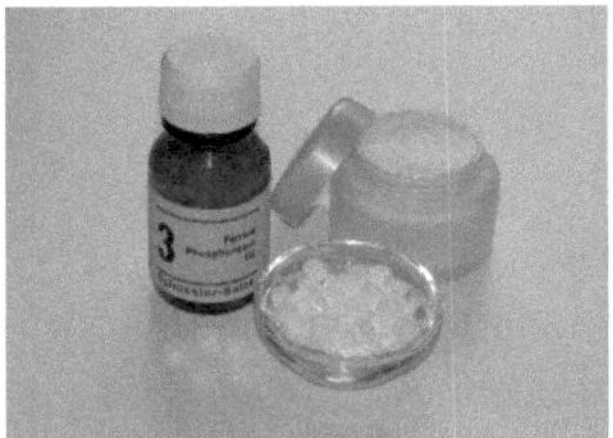

Mit den Schüßlersalzen können nahezu alle äußerlichen und zahlreiche innerliche Erkrankungen und Gesundheitsbeschwerden behandelt werden.

Eine Liste mit über 400 Anwendungsgebieten finden Sie auf Seite 133.

Hier, auf den folgenden Seiten, werden besonders häufige Gesundheitsbeschwerden und ihre Behandlungsmöglichkeiten beschrieben.

Erste Hilfe

Für die Erste Hilfe bei Alltagsbeschwerden gibt es ein Schüßlersalz, das besonders gut für diese Aufgabe geeignet ist:

- **Nr. 3. Ferrum Phosphoricum**

Die Nummer 3 der Schüßler-Salze, Ferrum Phosphoricum, hat man am besten immer griffbereit zur Hand.

Sie hilft gegen

- Schmerzen
- Wunden
- Verletzungen
- Insektenstiche
- Sonnenbrand
- Leichte Verbrennungen
- Nervenschmerzen
- Erschöpfung
- Schreck

Ergänzen kann man die Wirkung der Nummer 3 noch mit:

- **Nr. 7. Magnesium Phosphoricum**

Magnesium Phosphoricum hilft gegen Schmerzen und Verkrampfungen.

Erste Hilfe Behandlung

Gehen Sie bei kleinen Erste-Hilfe-Fällen folgendermaßen vor:

- Reiben Sie die betroffene Stelle mit der Salbe Nummer 3 ein, außer bei offenen Wunden.
- Nehmen Sie drei Tabletten Nr. 3 Ferrum Phosphoricum ein.
- Lösen Sie 7-10 Tabletten von Nr. 3 Ferrum Phosphoricum in heißem Wasser auf und trinken Sie das Getränk mit kleinen Schlucken.
- Ergänzen Sie den Einsatz der Nr 3 auf Wunsch durch die Nr 7.

Diese Tipps gelten nur für kleine und harmlose Erste-Hilfe-Situationen.

Achtung! Gehen Sie bei schweren Gesundheitsproblemen nach den Regeln der klassischen Ersten Hilfe vor und rufen Sie den Notarzt!

Ergänzende Behandlungstipps

Je nach Erste-Hilfe-Situation kann man noch weitere Behandlungsmaßnahmen durchführen.

Hier einige kurze Hinweise für ergänzende Maßnahmen:

Wunden	Wunddesinfektion, Pflaster oder Verband.
Verstauchung, Prellung	Kalter Umschlag mit Nr. 3, Eisauflagen
Insektenstiche	Tablettenbrei-Pflaster mit Nr. 3
Sonnenbrand	Gel mit Nr. 3 auftragen
Hexenschuss	Einreibung mit Nr. 7, Wärmepackung am Rücken, Sternanis-Tee
Bauchschmerzen	Bauchwickel (S. 100) und Kamillentee
Kopfschmerzen	Heiße Sieben mit Nr. 7, Minzöl auf Stirn und Nacken
Erkältung	Heißgetränk mit Nr. 3, Kamillen-Tee
Fieber	Heißgetränk mit Nr. 3, evtl. Wadenwickel
Psychischer Schreck	Heißgetränk mit Nr. 3, Notfalltropfen der Bachblüten

Entzündungen

Entzündungen sind eine Methode des Immunsystems an bestimmten Stellen des Körpers besonders aktiv wirken zu können.

Diese verstärkte Aktivität kann nötig sein, um Krankheitserreger zu bekämpfen oder auch Gewebs-Schädigungen durch andere Reize.

Kennzeichen einer Entzündung

Eine Entzündung kann man an folgenden Kennzeichen erkennen:

- Rötung (Rubor)
- Wärme (Calor)
- Schmerz (Dolor)
- Schwellung (Tumor)
- Einschränkung der Funktion

Allgemeinsymptome

Bei schwereren Entzündungen kann noch Fieber hinzukommen, was ja auch eine Maßnahme des Immunsystems ist, mit Krankheitserregern und anderen Reizen fertig zu werden.

Wirkungsweise einer Entzündung

Entzündungen dienen dazu, einen schädigenden Reiz möglichst schnell und wirksam zu bekämpfen.

Als Ursache denkt man bei Entzündungen meistens vorwiegend an Bakterien und Viren, aber auch physikalische und chemische Reize können Entzündungen verursachen.

Sogar körpereigene Reize können Entzündungen auslösen, wie das beispielsweise bei Allergien und Autoimmunkrankheiten (z.B. Rheuma) der Fall ist.

Folgende Ursachen können Entzündungen auslösen:

- Krankheitserreger , z.B. Bakterien und Viren
- Physikalische Reize, z.B. Schläge, Schnitte, Verstauchungen,
- Chemische Reize, z.B. Säuren, Basen, Schwermetalle
- Körpereigene Reize, z.B. Abgestorbene Zellen, Stoffwechselendprodukte (Harnsäure -> Gicht)

Die drei Entzündungsstadien

Bei Entzündungen kann man häufig drei unterschiedliche Stadien unterscheiden.

Für jedes dieser Entzündungsstadien gibt es ein Schüßlersalz, das besonders gut in diesem Stadium hilft.

Erstes Entzündungsstadium

Im ersten Entzündungsstadium ist die Entzündung noch ganz frisch.

Es tritt kurz nach einer Verletzung oder Infektion auf.

Hier sind die klassischen Entzündungszeichen Rötung, Wärme, Schmerz und Schwellung voll ausgeprägt.

Zur Behandlung des ersten Entzündungsstadiums dient:

- **Nr. 3. Ferrum Phosphoricum**

Zweites Entzündungsstadium

Das zweite Entzündungsstadium tritt meistens nach ein bis mehreren Tagen auf.

Bis dahin hat sich die Entzündung voll entwickelt und beginnt teilweise schon mit dem Heilungsprozess.

Offene Wunden sind bis dahin verschorft und blaue Flecke haben sich bereits verfärbt.

Zur Behandlung des zweiten Entzündungsstadiums dient:

- **Nr. 4. Kalium Chloratum**

Drittes Entzündungsstadium

Das dritte Entzündungsstadium tritt nur auf, wenn die Heilung nicht optimal verläuft.

Der Heilungsverlauf stagniert und es kommt zu Eiterbildung.

Manchmal wird die Entzündung chronisch.

Zur Behandlung des dritten Entzündungsstadiums dient:

- **Nr. 6. Kalium Sulfuricum**

Neurodermitis

Neurodermitis nimmt seit wenigen Jahrzehnten immer mehr zu und wird für viele der Betroffenen zur lebensbestimmenden Plage.

Die Ursachen für Neurodermitis sind vielfältig. Meistens kommen mehrere Faktoren zusammen, bevor es zum Ausbruch der Erkrankung kommt. Als potentielle Verursacher kommen unter anderem folgende in Frage: Veranlagung, Allergieneigung, Nahrungsmittel-Unverträglichkeiten, Psychosozialer Stress, Umweltgifte. Auch vermeintliche Kleinigkeiten können dazu beitragen, dass eine Neurodermitis ausbricht: Zu häufiges Baden, zu scharfe Seifen, trockene Raumluft.

Durch den starken Juckreiz und die entzündungsbedingten Schmerzen ist das Allgemeinbefinden bei Neurodermitis erheblich eingeschränkt. Es kommt zu Schlafstörungen, Konzentrationsschwäche, Reizbarkeit und manchmal auch zu Depressionen.

Umso wichtiger ist es, die Neurodermitis möglichst effektiv zu behandeln.

Eine Behandlung mit Schüßlersalben und Schüßlersalzen reicht nicht in jedem Fall aus, um eine vollständige Heilung zu bewirken. Man kann Schüßlersalben und Schüßlersalze jedoch auch ergänzend zu anderen Behandlungsansätzen anwenden.

Folgende Schüßlersalze eignen sich besonders gut zur Behandlung der Neurodermitis:

- Nr. 3. Ferrum Phosphoricum, gegen die Entzündung
- Nr. 4. Kalium Chloratum, gegen die Entzündung
- Nr. 7. Magnesium Phosphoricum, gegen Juckreiz
- Nr. 8. Natrium Chloratum, gegen Hauttrockenheit

Diese Schüßlersalze sollte man äußerlich und innerlich anwenden.

Innerliche Behandlung der Neurodermitis

Einmal täglich, am besten abends, trinkt man in kleinen Schlucken ein Schüßler-Heißgetränk mit den oben angegebenen vier Salzen.

Für Kinder nimmt man von jedem Salz eine Tablette, für Erwachsene von jedem Salz zwei Tabletten.

Außerdem nimmt man über den Tag verteilt im Wechsel die vier Salze, also morgens die Nr. 3, mittags die Nr. 4, nachmittags die Nr. 7 und abends die Nr. 8.

Kinder nehmen jedes Mal ein bis zwei Tabletten und Erwachsene zwei bis drei Tabletten.

Wenn man keinen Milchzucker verträgt, nimmt man stattdessen Globuli.

Bei starkem Juckreiz kann man bei Bedarf eine Tablette der Nr. 7 im Munde zergehen lassen.

Äußerliche Behandlung der Neurodermitis

Die einfachste Methode der äußerlichen Behandlung mit Schüßlersalzen ist das Einreiben der betroffenen Hautstellen mit den Schüßlersalben der vier Salze Nr. 3, 4, 7, und 8.

Man kann die Salben im Wechsel auftragen oder man kann sie mischen.

Wer will, kann auch Cremes zur Neurodermitis-Behandlung selbst zubereiten. Dafür folgen hier zwei Rezeptvorschläge.

Neurodermitis-Creme für akute Entzündungen

Bei akut entzündeten Hautbereichen steht die Wundheilung im Vordergrund und außerdem die Linderung von Juckreiz und Schmerzen.

Hierfür eignet sich eine Heilcreme, die eine Abwandlung des Rezeptes auf Seite 71 ist.

Sie brauchen:

- 30 ml Olivenöl oder Rapsöl
- 15 gr Lanolin ohne Wasser (Wollwachs)
- 3 gr Bienenwachs
- 3 gr Sheabutter
- 3-5 gr Zinkoxid-Pulver
- 30 ml stilles Mineralwasser oder Hamamelis-Wasser
- Je 1 Schüßlersalz-Tablette D3 der Salze Nr. 3, 4, 7, 8
- Evtl. 20 Tropfen Propolis-Tinktur
- Evtl. 10 Tropfen ätherisches Teebaumöl
- Evtl. 10 Tropfen ätherisches Lavendel-Öl

Das Zinkoxid-Pulver wird in die Fettphase eingerührt.

Propolis und die ätherischen Öle kann man auch weglassen. Manche Neurodermitiker vertragen keine ätherischen Öle. Wenn man sie jedoch verträgt, helfen die ätherischen Öle und das Propolis bei der Wundheilung und gegen Juckreiz.

Bereiten Sie die Creme zu, wie auf Seite 71 beschrieben.

Neurodermitis-Lotion gegen trockene Haut

Auch die Hautbereiche, die gerade nicht akut entzündet sind, neigen bei Neurodermitis-Patienten zu extremer Trockenheit, Spannen und Juckreiz.

Daher sollte man die gesamte Haut möglichst regelmäßig pflegen und zwar mit einer Zubereitung, die der Hauttrockenheit entgegenwirkt.

Dazu eignet sich Harnstoff (Urea) in Einreibemitteln. Harnstoff ist ein natürlicher Bestandteil der Haut, der hilft, sie feucht und gesund zu erhalten. Neurodermitis-Patienten haben meistens sehr viel weniger Harnstoff in der Haut als Gesunde.

Achtung! Auf offenen Wunden kann Harnstoff brennen, daher sollte man offene Wunden nicht damit behandeln.

Damit das Einreiben großer Hautbereiche leicht vonstatten geht, finden Sie hier ein Rezept für eine Lotion gegen trockene Haut und Juckreiz.

Sie brauchen:

- 50 ml Olivenöl oder Rapsöl
- 10 gr Tegomuls
- 5 gr Sheabutter
- 5 gr Kakaobutter
- 160 - 200 ml Wasser (z.B. Mineralwasser, Rosenwasser)
- 10 gr Harnstoff (Urea)
- Je 5 Schüßlersalz-Tabletten D3 der Salze Nr. 3, 4, 7, 8
- Evtl. 10 Tropfen ätherisches Teebaumöl
- Evtl. 10 Tropfen ätherisches Lavendel-Öl

Der Harnstoff wird zusammen mit den Schüßler-Salzen im Wasser aufgelöst.

Bereiten Sie die Lotion zu, wie auf Seite 79 beschrieben.

Cremen Sie den ganzen Körper ein oder zweimal täglich mit dieser Lotion ein.

Arthrose

Als chronische Erkrankung jenseits der Vierzig ist die Arthrose wohlbekannt und gefürchtet. Aber auch jüngere Menschen leiden inzwischen schon oft unter Arthrose.

Arthrose ist eine degenerative Erkrankung der Gelenke. Degenerativ bedeutet, dass die Gelenkknorpel nach und nach zerstört werden. Das hat Schmerzen und Bewegungseinschränkungen zur Folge.

Schüßlersalze können die Arthrose-Beschwerden lindern. Man kann sie wahlweise als einzige Maßnahme anwenden oder in Kombination mit anderen Behandlungsmethoden.

Folgende Schüßlersalze eignen sich zur Behandlung der Arthrose:

- Nr. 6. Kalium Sulfuricum
- Nr. 8. Natrium Chloratum
- Nr. 12. Calcium Sulfuricum

Diese Salze kann man innerlich im Wechsel einnehmen, morgens Nr. 6, mittags Nr. 8 und abends Nr. 12, jeweils zwei bis drei Tabletten.

Außerdem kann man die drei Schüßler-Salben im Wechsel oder als Mischung auftragen.

Wer will, kann auch eine Creme zur Arthrose-Behandlung selbst zubereiten. Dafür folgt hier ein Rezeptvorschlag.

Arthrose-Creme

Sie brauchen:

- 30 ml gutes Pflanzenöl
- 15 gr Lanolin ohne Wasser (Wollwachs)
- 5 gr Bienenwachs
- 30 ml stilles Mineralwasser oder destilliertes Wasser
- Je 2 Schüßlersalz-Tabletten D3 der Salze Nr. 6, 8, 12
- Evtl. 20 Tropfen ätherisches Wacholder-Öl
- Evtl. 20 Tropfen ätherisches Rosmarin-Öl

Bereiten Sie die Creme zu, wie auf Seite 71 beschrieben.

Außerdem hilft: Viel trinken, Regelmäßige Bewegung.

Rückenschmerzen

Etwa Dreiviertel der Menschen in den Industrienationen leiden oft oder manchmal unter Rückenschmerzen. Rückenschmerzen gehören daher zu den besonders häufigen Krankheiten.

Häufig haben Rückenschmerzen ihre Hauptursache in der bewegungsarmen Lebensweise der modernen Menschen. Die Rückenmuskeln sind nur schwach ausgeprägt und die Wirbelsäule wird durch Büroarbeit oder Überforderung ungünstig belastet.

Schüßlersalze können die Rückenschmerzen lindern. Man kann sie wahlweise als einzige Maßnahme anwenden oder in Kombination mit anderen Behandlungsmethoden, z.B. Rückenschule.

Folgende Schüßlersalze eignen sich zur Behandlung des Rückens:

- Nr. 2. Calcium Phosphoricum
- Nr. 5. Kalium Phosphoricum
- Nr. 7. Magnesium Phosphoricum

Diese Salze kann man innerlich im Wechsel einnehmen, morgens Nr. 2, mittags Nr. 5 und abends Nr. 7, jeweils zwei bis drei Tabletten.

Außerdem kann man die drei Schüßler-Salben im Wechsel oder als Mischung auftragen.

Wer will, kann auch eine Creme zur Rücken-Behandlung selbst zubereiten. Dafür folgt hier ein Rezeptvorschlag.

Rücken-Creme

Sie brauchen:

- 30 ml gutes Pflanzenöl
- 15 gr Lanolin ohne Wasser (Wollwachs)
- 5 gr Bienenwachs
- 30 ml stilles Mineralwasser oder destilliertes Wasser
- Je 2 Schüßlersalz-Tabletten D3 der Salze Nr. 2, 5, 7
- Evtl. 20 Tropfen ätherisches Lavendel-Öl
- Evtl. 20 Tropfen ätherisches Minz-Öl

Bereiten Sie die Creme zu, wie auf Seite 71 beschrieben.

Außerdem hilft: Viel trinken, Bewegung, Wärmebehandlungen

Verspannungen

Muskelverspannungen des Nackens, der Schultern und anderer Körperteile gehören heutzutage fast zum Alltag.

Schuld daran ist zum großen Teil unsere sitzende Lebensweise mit einseitiger Belastung. Schließlich sind wir Menschen ursprünglich zur ständigen Bewegung im Freien geschaffen worden und nicht, um im Büro an einem Schreibtisch zu sitzen.

Mit regelmäßiger Bewegung und Gymnastik kann man Verspannungen gut vorbeugen. Massagen und Wärmeanwendungen helfen bei akuten Verspannungen.

Folgende Schüßlersalze eignen sich zur Behandlung von Verspannungen:

- Nr. 3. Ferrum Phosphoricum
- Nr. 6. Kalium Sulfuricum
- Nr. 7. Magnesium Phosphoricum

Diese Salze kann man innerlich im Wechsel einnehmen, morgens Nr. 3, mittags Nr. 6 und abends Nr. 7, jeweils zwei bis drei Tabletten.

Außerdem kann man die drei Schüßler-Salben im Wechsel oder als Mischung auftragen.

Wer will, kann auch eine Creme zur Verspannungs-Behandlung selbst zubereiten. Dafür folgt hier ein Rezeptvorschlag.

Muskel-Entspannungs-Creme

Sie brauchen:

- 30 ml gutes Pflanzenöl
- 15 gr Lanolin ohne Wasser (Wollwachs)
- 5 gr Bienenwachs
- 30 ml stilles Mineralwasser oder destilliertes Wasser
- Je 2 Schüßlersalz-Tabletten D3 der Salze Nr. 3, 6, 7
- Evtl. 10 Tropfen ätherisches Lavendel-Öl
- Evtl. 10 Tropfen ätherisches Minz-Öl
- Evtl. 10 Tropfen ätherisches Wacholder-Öl

Bereiten Sie die Creme zu, wie auf Seite 71 beschrieben.

Lassen Sie diese Creme ausgiebig einmassieren.

Anwendungsgebiete von A bis Z

Hier finden Sie zahlreiche Krankheiten und Anwendungsgebiete für Schüßler-Salben, Cremes und andere äußerliche Anwendungen.

Sie können wahlweise das Salz verwenden, das am besten passt, oder Sie wenden eine Mischung aus mehreren Salzen an.

Um die Wirkung der aufgelisteten Schüßlersalze zu optimieren, können Sie sie jeweils sowohl innerlich als auch äußerlich anwenden.

Verwenden Sie je nach Anwendungsgebiet und persönlicher Neigung fertige Salben, selbst gemachte Cremes, Umschläge, Wickel oder Bäder.

Die Nummern hinter den Anwendungsgebieten sind die Nummern der jeweiligen Schüßlersalben bzw. Salze.

Abduktionskontraktur: 1, 7, 11, 12
Abschuppung nach Kinderkrankheiten: 6, 14, 17
Abstillen: 10
Abszesse: 5, 12, 26
Adduktionskontraktur: 1, 7, 11, 12
Adipositas: 4, 9, 12, 22, 27
Afterbluten: 8, 11, 18
Afterbrennen: 3, 13
Afterekzem: 3
Afterjucken: 1, 3, 8, 11, 13
Afterrisse: 8
Akne: 1, 3, 4, 9, 10, 11, 12, 14, 15, 21
Allergien: 2, 8, 17, 22
Alopezia Areata: 5
Alterserscheinungen: 11, 15, 16, 17, 21
Altersflecken: 6, 12
Altersjucken: 7, 13, 20, 21
Ameisenlaufen: 2, 13, 20, 21, 26
Analekzem: 6, 7, 8, 11, 13, 19
Analfissuren: 8
Anti Aging: 11
Arthritis: 13
Arthritis psoriatica: 1, 3, 6, 9, 11
Arthrose: 6, 8
Aufgesprungene Lippen: 1, 8, 13
Augenlidentzündung: 17
Augenmuskel-Lähmung: 5, 19
Augenschmerzen: 16
Augenzittern: 3, 7, 14, 16, 17, 22
Augenzwinkern: 7, 11, 16, 26
Ausschlag: 2
Bandscheibenschäden: 1, 8
Bandscheibenvorfall: 1, 2, 7, 8
Beinbruch: 1, 2, 3
Besenreiser: 4
Beugekontraktur: 1, 7, 11, 12
Bindegewebsschwäche: 1, 8, 17, 18, 19
Blutergüsse: 11
Blutgefäß-Erweiterung: 1, 3, 11, 18, 19

Schüßlersalze im Internet

Im Internet finden Sie auf zahlreichen Webseiten Informationen über Schüßlersalze.

Speziell zu dem vorliegenden Buch gibt es eine extra Webseite, auf der Sie alle Seiten lesen und durchsuchen können:

Webseite zum Buch: **www.schuessler-salben-und-cremes.de**

Webseiten über Schüßlersalze

Hier finden Sie die Internetadressen unseren Schüßlersalz-Projekten:

www.schuessler-salze-liste.de
Heilen durch Mineralsalze, ohne Nebenwirkung, Anlitzanalyse,...

www.lexikon-der-schuessler-salze.de
Schüßler-Salze und ihre Anwendung von A bis Z.

www.schuessler-salben.de
Über 400 Anwendungsgebiete von Schüßler-Salben.

www.schuessler-salze-salbe.de
Wichtige Anwendungsgebiete für Schüßlersalze-Salben.

www.schuessler-salze-creme.de
Schüßlersalze-Cremes zum Selbermachen und selber einrühren.

www.schuessler-abnehmen.de
Abnehm-Kur mit Schüßler-Salzen und Ernährungstipps.

www.schuessler-salze-zum-abnehmen.de
27 Schüßler-Salze, die beim Abnehmen helfen.

www.schuessler-salze-fuer-frauen.de
Schüßlersalze zur Förderung der Frauengesundheit.

www.schuessler-salze-in-den-wechseljahren.de
Schüßlersalze zur Behandlung von Wechseljahrsbeschwerden.

www.schuessler-salze-in-der-schwangerschaft.de
Schüßlersalze gegen Schwangerschaftsbeschwerden.

www.schuessler-salze-fuer-kinder.de
Kinder mit Schüßlersalzen behandeln.

www.schuessler-salze-heuschnupfen.de
Allergien-Neigung verringern und Heuschnupfen-Symptome lindern.

www.schuessler-salze-tiere.de
Haustiere mit Schüßlersalzen behandeln.

www.schuessler-salze-hunde.de
Sanfte Naturheilkunde für Hunde

www.schuessler-salze-pferd.de
Sanfte Naturheilkunde für Pferde

www.schuessler-salze-bestellen.de
Informationen über Bezugsquellen und Qualitätsmerkmale.

Webseiten über andere Gesundheitsthemen

www.homoeopathie-liste.de
Über 250 Arzneimittelbilder, Konstitutionstherapie, Potenzen.

www.heilkraeuter.de
Heilkräuter-Lexikon, Kräuterwanderungen und vieles mehr.

www.lexikon-der-aromatherapie.de
Lexikon über Aromatherapie, ätherische Öle, Wirkungsweise, Anwendungen.

www.naturkosmetik-selbstgemacht.de
Rezepturen, Foto-Anleitungen, Zutaten, Kräuteröle.

www.akupressurpunkte-liste.de
Gesundheits-Beschwerden mit den Händen behandeln.

www.bachblueten-liste.de
Bachblüten für die Seele - mit Infos und Selbsttest.

www.heilsteine-liste.de
Feinstoffliche Heilkunde mit Edelsteinen

www.heilen-mit-wasser.de
Wasser als Heilmittel gegen zahlreiche Beschwerden.

www.euvival.de
Webseiten-Verzeichnis der Autorin Eva Marbach.

Stichwortverzeichnis

Hier im Stichwortverzeichnis bedeuten die Zahlen hinter den Stichworten die Seitenzahlen dieses Buches.

Ein Verzeichnis der Anwendungsgebiete von A bis Z für Schüßlersalben finden Sie auf Seite 133. Hier im Stichwortregister finden Sie nur die Anwendungsgebiete, die gesondert behandelt werden.